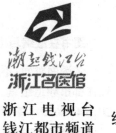

浙江电视台
钱江都市频道　组编

名医面对面

——不得不关注的  个健康话题

U0215085

浙江科学技术出版社

图书在版编目（CIP）数据

名医面对面：不得不关注的50个健康话题 / 浙江电视台钱江都市频道组编. — 2版. — 杭州：浙江科学技术出版社，2016.4

ISBN 978-7-5341-7113-0

Ⅰ.①名… Ⅱ.①浙… Ⅲ.①养生（中医）—基本知识 ②保健—基本知识 Ⅳ.①R212 ②R161

中国版本图书馆CIP数据核字（2016）第061207号

书　　名	**名医面对面——不得不关注的50个健康话题**
组　　编	浙江电视台钱江都市频道

出版发行 **浙江科学技术出版社**

　　　　　杭州市体育场路347号　邮政编码：310006

　　　　　办公室电话：0571-85176593

　　　　　销售部电话：0571-85176040

　　　　　网　址：www.zkpress.com

　　　　　E-mail：zkpress@zkpress.com

排　　版	杭州兴邦电子印务有限公司
印　　刷	浙江全能印务有限公司
经　　销	全国各地新华书店

开　　本	710×1000　1/16	印　张	12.25
字　　数	185 000		
版　　次	2012年5月第1版　2016年4月第2版		
印　　次	2016年4月第4次印刷		
书　　号	ISBN 978-7-5341-7113-0	定　价	22.00元

责任编辑　胡　水　卢晓梅　刘　燕　　　　**责任校对**　张　宁　赵　艳

责任美编　孙　菁　　　　　　　　　　　　**责任印务**　田　文

本书编委会

主编：陈方柱

编委：祝云光　姚红骏

　　　应晓红　阎　敏

　　　王　成　朱嘉骊

　　　李　京　章　朔

目 录

CONTENTS

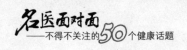

节日养生篇

养生药膳篇

孕产育儿篇

YUNCHAN YUER PIAN

试管婴儿：显微镜下的奇迹

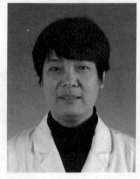 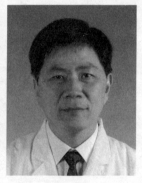

嘉宾

黄荷凤
浙江大学医学院附属妇产科医院院长、教育部生殖遗传重点实验室主任、博导

金 帆
浙江大学医学院附属妇产科医院生殖内分泌科教授

衢州姑娘小周，结婚已经3年，很想要个孩子，奇怪的是，怀孕6次，流产6次。怀孕期间，不管小周多么小心谨慎，孩子仍然说没就没了。于是去上海某大医院做检查，医生的一句话让她如坠冰窟：基因缺陷，基本上不可能有孩子。无奈之下，小周回到衢州。难道真的没有一丝希望了吗？小周不死心，又来到浙江大学医学院附属妇产科医院。得到的答案同样让她吃惊：怀上正常胎儿的概率只有十八分之一，发生流产、死胎或畸胎的概率是九分之八。小周真的无法拥有自己的小孩吗？

引言

范大姐：十八分之一意味着什么？如何将十八分之一的希望变成百分之百的成功？

金 帆：生活中常常有这样的情况，孕妇自己身体很好，看不出有什么不正常。但是到了孕检时，发现身体里面隐藏着错误染色体，可能导致下一代畸形。母体染色体缺陷携带者所孕育胎儿染色体正常的概率是十八分之一。虽然孕妇自身是健康的，但是当她怀孕的时候，可能出现反复流产、死胎，甚至畸形儿等情况，这是因为母体染色体存在增多或缺少的问题。

我们如何将十八分之一的概率变成百分之百的健康？这并不是说纠正存在的错误基因，因为目前的科学技术还没有发展到这个程度。我们需要做的事情，就是从这十八分之一里面，把正常胚胎挑选出来。这个技术就是：着床前胚胎遗传学诊断。开展这项产前诊断技术需要卫生部批准，目前浙江省仅浙江大学医学院附属妇产科医院有这个资质。

观众热线：我的一个朋友比较不幸，三代都患有乳腺癌，她前不久得知国外有"无癌宝宝"基因技术，做了这个手术后，下一代就肯定不会患乳腺癌了。所以，她想让我帮忙问一下，这种技术能不能创造奇迹？

黄荷凤：与乳腺癌相关的、指向比较明确的有两个基因：BRCA1 和 BRCA2，如果女性体内存在这两个基因，那么生乳腺癌的概率很大。如果正处于育龄期，可以通过着床前胚胎遗传学诊断技术，把这两个有病变的基因剔除掉，这样生出来的女婴就不容易患乳腺癌了。

案例

范大姐：*显微镜下真的能造人吗？*

黄荷凤：跟人们想象的不同，造人时的胚胎并不在母体的子宫内，而是在试管里受精。然后在显微镜下对每一个胚胎进行诊断、检查、挑选，通过诊断、挑选，如果这个胚胎是正常的（就是十八分之一的概率），再把它放进母体的子宫，这样生出来的孩子就是百分之百正常的。

范大姐：*胚胎选择和试管婴儿有没有区别？*

黄荷凤：胚胎选择是试管婴儿技术的延伸。一般认为，试管婴儿技术是针对不孕症。事实上，现在的试管婴儿技术已经加引号了，它的含义扩大了、延伸了。着床前胚胎遗传学诊断是目前试管婴儿技术进展非常可观的延伸，不仅可以解决不孕症的难题，而且可以改变某些基因缺陷，应

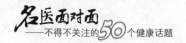

用于优生优育。

范大姐：活检在胚胎选择中有什么作用？

金　帆：胚胎到第三天可以变成8个细胞，这个时候每个细胞从理论上讲都可以发育成一个完整的个体。如果在这些细胞中拿掉一个细胞，对胚胎存活、胚胎最后形成个体的影响是非常小的。活检技术就是将胚胎开一个小口拿出一个细胞来，在不损伤胚胎的前提下，完成对这个胚胎的遗传学诊断，确定这个胚胎究竟是好还是不好，如果是不好的，就放弃；如果是好的，就把它移植进子宫。

观众热线：我的朋友每次怀孕如果是男婴都会流产，结果生的两个孩子都是女儿。基因修复是不是可以帮她改变一下？

黄荷凤：这个病例比较特殊。性连锁疾病通常与流产无关。有一种叫性连锁隐性遗传病，如果母亲是携带者，怀孕的男孩有50%的概率得病，50%的概率正常，就是我们常说的传男不传女，但是女孩实际也有50%的概率正常，50%的概率是携带者。所以，你朋友的女儿也不一定是健康的，她的女儿也有50%的概率携带有缺陷的遗传基因。也就是说，她的女儿将来怀孕，也有可能生出患病的男孩。至于她怀的是男性胚胎就会流产，很有可能是某种代谢性疾病所致。

我建议你朋友和她的老公、两个女儿都到我们医院来做一个全面检查，看看她的问题是否是由基因缺陷造成的。

案例

范大姐：活检与传统产前检查相比有什么好处？

金　帆：传统产前检查主要是靠羊水、绒毛，就是怀孕之后，小孩已经在母亲的子宫里了，才做这个检查。如果发现异常，就需要终止妊娠，那么对母亲、对家庭都是非常大的打击。活检技术是在怀孕还没有发生，胚胎还独立于母体之外的情况下，我们就完成遗传学诊断了，可以避免有基因缺陷的胚胎着床。可以说，活检技术把产前诊断前置了。

范大姐：试管婴儿能不能选择男孩、女孩呢？

黄荷凤：从技术层面讲，这是没有问题的，完全可以选择。但是必须有医学指征，比如生女孩会有患遗传性疾病的可能，而生男孩可以避免患遗传性疾病,才能进行性别选择。否则不可以选择。

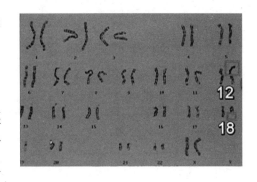

范大姐:**衡州姑娘小周最后能喜得贵子吗?**

金　帆:活检后,发现两个胚胎是好的,我们就将它移植进子宫,存活了一个胚胎,小周最后生了一个女孩。

范大姐:**婚检能否查出基因缺陷?**

金　帆:婚检项目不包括染色体检查。在常规人群中,染色体异常的概率只有千分之零点几。所以,并不是每一对新婚夫妇都必须检查染色体。如果有家族遗传性疾病病史,或者已经生育过不健康的孩子,那么就需要去医院做染色体检查。

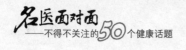
精心呵护"女性后花园"

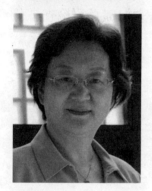

嘉宾

何嘉琳
国家级名中医、杭州市中
医院主任医师、博导

自古以来,人们都把女人比作一朵花,赞美女人与生俱来的美丽。其实,女性在呵护美丽容颜的同时,也应该精心呵护自己的"后花园"。卵巢早衰,就像汽车缺了发动机,很多身体不适就会随之而来:美丽的容颜逐渐逝去,气色精力大不如前……当高级化妆品、美容院、高档保健品都无法改变这种状况时,女人时常会陷入长久的压力中而无法自拔。

引言

范大姐:**"女性后花园"是指什么?**

何嘉琳:"女性后花园"就是指女性的卵巢。女性从月经来潮、生育到更年期这一漫长的时期内,卵巢的功能决定了一个女人从生长发育到衰老的过程。人们常说的女人的魅力,就是综合看这个女人的脸色、生育能力,月经正常不正常,这些都取决于雌激素水平够不够,而雌激素就是由卵巢产生的。

范大姐:**女性更年期是不是跟卵巢功能有关?**

何嘉琳:当然有关。女性到40岁以后就开始进入更年期,卵巢功能逐渐衰退,卵巢里面的卵泡密度下降,卵子质量下降,到最后不排卵,那么就绝经了。

范大姐：女性怎样才能知道自己的卵巢是否衰老了呢？

何嘉琳：从医学上来讲，女性40岁之前，出现月经紊乱，甚至闭经，就表明卵巢衰老了。实验室检查显示雌激素水平下降，还有一个指标就是促卵泡激素大于40国际单位／升，就可以诊断为卵巢早衰。

范大姐：卵巢早衰和更年期症状差不多，两者怎样区分？

何嘉琳：从理论上讲，女性40岁之后进入更年期，但是出现更年期症状是在48～50岁。由于生活水平显著提高，女性青春期都提前了，但是40岁之前出现更年期症状，这属于不正常的情况，就是卵巢早衰。如果出现卵巢早衰，再想恢复功能就比较困难，但是卵巢早衰是有先兆的，比如现在许多女性从三十几岁甚至二十几岁开始，就已经出现月经紊乱，有的人月经提前、量多，有的人月经推迟、量少，甚至不来月经。血液化验显示雌激素水平为10～40皮克／毫升。生育能力差了，有的人即使怀孕也会流产。这种情况提示卵巢储备功能下降，是卵巢早衰的先兆。

范大姐：三四十岁的女性为什么会出现卵巢早衰？

何嘉琳：卵巢早衰是由多种因素造成的，如遗传因素、自身免疫因素、环境污染因素、慢性盆腔炎等。最主要的原因是生活工作压力大、情绪不好、精神不愉快、长期失眠，这些情况都容易造成卵巢早衰。

范大姐：如何预防卵巢早衰？

何嘉琳：最关键的就是保持良好的情绪。我在看门诊的时候，经常见到一些年轻女性，因为卵巢储备功能下降造成不孕而哭哭啼啼。看到这种情况，我总是告诉她们，要调节好情绪。杭州是多么美丽的地方，周末一定要出去散散步、喝喝茶、爬爬山，放松一下心情。生活要有规律，晚上早点睡，早上喝一点含类雌激素的饮品，比如豆浆、蜂皇浆，再配合中药调理，这样可以起到事半功倍的效果，能够有效预防卵巢早衰。

范大姐：万一出现卵巢早衰怎么办？

何嘉琳：首先看年龄，如果没有生育要求，又比较讲究生活质量，而且B超显示卵巢已经萎缩了，这种情况下可以采用雌激素替代疗法。但是雌激素替代时间长了，安全性也有问题。对于年轻、有生育要求的女性，还是建议采取加强营养、调养情志，再加上中药调理的办法。如果这种办法有效，月经恢复正常后，可以再配合吃点膏方，也不用一年四季吃

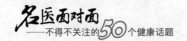
药。不过,如果遇到大的情绪波动,或者生活工作压力很大,而自己又无法调节,月经可能又会受到影响。

范大姐:**卵巢早衰会不会遗传?**

何嘉琳:会遗传。有的女性就是因为母亲绝经很早,她出现绝经的时间也会相对较早。

"送子娘娘"话保胎

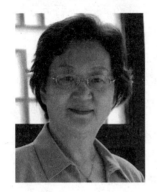

何嘉琳
国家级名中医、杭州市中
医院主任医师、博导

先兆流产的主要表现为怀孕后阴道少量出血,有时伴有轻微下腹痛,胎动有下坠感,腰酸腹胀。民间的说法是"见红"。在这里跟大伙说一件前段时间发生的事,杭州红十字医院妇产科的陈医生值夜班,看了十几个急诊患者,其中竟然有 7 个孕妇是因为保不住胎儿出现先兆流产。一个晚上这么多,你说这先兆流产的概率有多高啊!医院统计了一下,这些人都是 80 后。所以,有必要和 80 后朋友谈谈先兆流产如何保胎的话题。

引言

范大姐:现在都说孕妇逢胎必保,你有同感吗?

何嘉琳:当然不能说逢胎必保,这个没有这么绝对,但是现在怀孕后要求保胎的人确实很多。我们杭州市中医院妇科有 60 张床位,其中有 50 张左右是保胎的。为了万无一失,很多人一怀孕就要求保胎。

范大姐:为什么现在的女性生个孩子这么难呢?

何嘉琳:现在各个医院妇科的不孕症患者都非常多。这是为什么呢?我们总结主要有两个原因:一是反复多次流产;二是打算怀孕的女性通常年龄都超过了最佳生育年龄。第一类患者年轻的时候就是不想要小

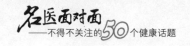

孩,拼命地流产,一次、两次,甚至多次流产,造成输卵管堵塞,导致不孕症。第二类患者大部分是读硕士、博士,一毕业就是 30 岁了,还要找工作,工作了又想事业有点基础以后才打算生孩子,差不多到三十五六岁才开始准备怀孕。一两年不成功,又开始担心不孕,这是心理性不孕。这一类患者也占很大比例。

范大姐:最佳生育年龄在几岁?

何嘉琳:一般而言,我们提倡的最佳生育年龄是 28～32 岁。不过现在物质生活好,营养水平也偏高,身体素质好的话,可以稍微推迟一点,但是也不要超过 35 岁。这是最佳生育年龄。

范大姐:为什么现在许多人怀孕之后就要保胎?

何嘉琳:如果怀第一胎时年龄已经比较大了,相对而言会有肾亏,生殖功能也不全,就容易流产。再加上生活工作压力大,休息不好,也容易导致流产。这个时候如果出现流产的先兆,经过调理,还是能够成功保胎的。有些人是第一胎不注意保养,流掉了,接着又怀孕了,又流掉了,出现反复流产的情况。在此,我们强调一定要在再次怀孕之前,全面检查流产的原因,好好地调理之后再怀孕。不要等到怀孕之后再来要求保胎,这样是不利于保胎的。

范大姐:对于不孕不育的问题,是男的责任大,还是女的问题多?

何嘉琳:一般不孕不育的话,男女比例是三七开,男的是三,女的是七,但是也有个体差异。男方精液有问题,比如少精、弱精,或者炎症,这些是男方的主要原因。

范大姐:一位流产六次的患者,你是用什么办法让她怀孕的?

何嘉琳:这位患者在怀孕之前,夫妻双方做了全面检查。首先做染色体检查,这属于遗传因素,比较麻烦。还有抗体、血型检查,看看夫妻双方有没有什么不合。在孕前检查中,一般男方需做的检查比较简单,做精液常规、精液分析、支原体检查即可。女方主要是做性激素检查、子宫三维 B 超。从女方的子宫三维 B 超检查结果发现,由于流产次数太多,子宫内膜已经严重粘连了,主要原因是卵巢功能不好,性激素水平低下。我们给她进行中药调理。经过三四个月的中药调理,粘连的子宫腔重新开放,卵巢功能也恢复了,之后很顺利地怀孕了。到妊娠三个月时做 B 超显示正常,就移交围产期检查,真是非常不容易。

范大姐：**哪些不良生活习惯会影响怀孕呢？**

何嘉琳：生活不规律、吸烟、酗酒，这些都是不良生活习惯。另外，不能流产过多，流产过多造成输卵管堵塞，也会导致不孕。家里养宠物对怀孕也不利，一般情况下，家里养宠物还是能怀孕的，但是容易造成胎儿畸形、流产，所以怀孕之后应当早一点把宠物送走。喝咖啡太多，对男女双方都不太好。对女性来讲，糖吃得太多也不好，怀孕时血糖水平偏高，对胎儿生长发育不利。所以，在整个孕期不要拼命地进补，糖和水果吃得太多并不好，凡事都应当把握个度。

范大姐：**为什么现在有这么多先兆流产呢？**

何嘉琳：发生第一次先兆流产，大部分是由于拿重物、爬高时不注意，往往引起出血，属于先兆流产。如果反复多次流产，就叫做习惯性流产，这个就比较麻烦了。第一次流产之后，第二次到这个时候又流产了，第三次到这个时候又流产了，这叫做屡孕屡坠。有的是胚胎生长发育不好，停止发育了，一做 B 超就可以发现没有信号了。

现在的医疗技术能够全面检查先兆流产的病因，首先检查夫妻双方的染色体，就是查遗传因素；其次检查变异因素，有的是 ABO 血型不合，有的是夫妻双方体内有免疫抗体。原因虽然很复杂，但是中医能够治疗。最常见的原因是女性卵巢功能不好，能怀上但是发育不起来。有的是屡次刮宫，子宫内膜变薄；有的是患子宫肌瘤；有的是子宫畸形，子宫腔撑不开，导致流产了。所以，一定要强调孕前中药调理。

要想怀孕生孩子，主要有两个因素——土壤和种子。土壤不好我们有办法——服中药；种子不好就比较麻烦，比如男方精子活力不好。所以，夫妻双方都要进行孕前中药调理。如果男方精子活力不好，一般经过几个月的中药调理就会见效，再放松心情去怀孕，一般是没有问题的。

范大姐：**是顺产好还是剖宫产好？**

何嘉琳：现在大部分人都选择剖宫产，我认为还是自然分娩好，对子宫的损伤小一点。俗话说，瓜熟蒂落，这是自然规律。但是现在许多人选择剖宫产，也不管胎儿成熟没成熟，这样不是科学的态度。能自然分娩当然是自然分娩好，有的人骨盆很窄，身材矮小，实在生不出，可以选择剖宫产。现在提倡能自己生的就自己生——自然分娩。生孩子就像打一场仗，要有天时地利人和，我们要做到的就是人和，尽最大努力自然分娩，

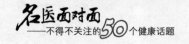

这样对产妇、胎儿都有利。

范大姐： 孕妇在怀孕的时候不能吃螃蟹吗？

何嘉琳： 这个不是绝对的。螃蟹性凉，怀孕初期不提倡吃。螃蟹是高蛋白质食品，怀孕初期有妊娠反应，吃东西会呕吐，妊娠反应严重的孕妇，最好不要吃高蛋白质食品。还有一点，中医学认为，螃蟹的脚可能导致堕胎，所以能不吃就尽量不吃。尤其是有流产史的孕妇，消化功能不好的孕妇，以不吃为好。在怀孕后期，如果真的很想吃，少吃一点解解馋还是可以的，但是不要吃得太多。

范大姐： 吃燕窝对怀孕有好处吗？

何嘉琳： 燕窝的保胎作用并不明确。但是燕窝毕竟是一种高蛋白质食品，在怀孕后期，需要加强营养的时候，适当吃一点也是可以的。

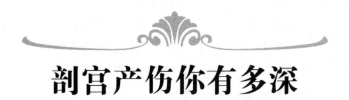

剖宫产伤你有多深

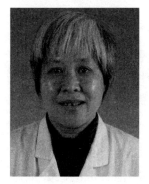

贺　晶
浙江大学医学院附属妇产
科医院产科主任、主任医师

生孩子选择剖宫产还是自然分娩,是每个孕妇都需要面临的实际问题。从 2010 年开始,世界卫生组织就非常关心剖宫产的问题。而我国的剖宫产率远远高于世界平均水平,有些医院高达 70%～80%。浙江大学医学院附属妇产科医院的统计数据显示,前几年是 60%,近来基本上为 50%。剖宫产只是解决难产的一种手段,一个孕妇是剖宫产还是自然分娩,应该先进行科学的分析和评估。

引言

范大姐:生孩子选择剖宫产还是自然分娩?

贺　晶:如果有的人确实因为身体原因不能自己生,那么可选择剖宫产;如果孕妇能自己生,最好还是自然分娩。因为剖宫产从外到内要切开七层组织,会产生手术并发症、麻醉并发症,还有一些近期或者远期并发症。近期并发症可能在住院期间就能看得到,比如大出血、感染、静脉栓塞等;远期并发症包括妇科病,对下次分娩或者下次怀孕产生影响等。所以,不能不顾实际情况,一味地要求做剖宫产。

范大姐:剖宫产率为何降不下来?

贺　晶:不能否认这样一个事实,现在技术条件好,大多数剖宫产手

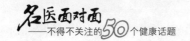

术还是很安全的。所以很多人就想：我要快一点生啦！打个麻醉，肚皮上切一刀，就把小孩生出来了。但是我们在临床上看到过很多病倒，由于前一次剖宫产给这一次怀孕带来了一系列问题，往往后悔莫及。所以，选择剖宫产还是自然分娩，主要还是一个观念转变的问题。

范大姐：剖宫产和自然分娩各有什么利弊？

贺　晶：剖宫产的利是：假如这个小孩生不下来，对产妇或者小孩都会造成一定的危害，剖宫产可以解决这个问题。另外，由于打了麻醉药，剖宫产就没有自然分娩的那种阵痛。剖宫产的弊是前面讲到的一系列并发症。如果以后再次怀孕，那么就是瘢痕妊娠，瘢痕妊娠如果做人工流产是很危险的。还会有子宫内膜炎、慢性盆腔炎、抑郁症等一系列术后问题。

曾经有这样一位女患者，一进诊室就很自责地告诉我说：当时无知选择剖宫产，后来发现腹腔里一直有一个包块，已经有好几个月了。由于包块引起的腹痛，产后根本不能好好地休养，也不能好好地喂养孩子。她在当地医院用了很多抗生素，又引发了一些其他并发症。这位产妇不仅月子没有做好，以后的健康都会受到一定程度的影响。

这个病例是不是因为剖宫产手术没有做好呢？也不是。一般而言，手术肯定有并发症。但是作为医生，必须严格把握手术指征：是不是必须做剖宫产手术？如果必须做剖宫产手术，利有哪些，弊又有哪些？而这位患者当时的情况是，根本没有必要做剖宫产手术，结果弊大于利了。这是我们医生非常反对的。所以，我一直认为，一个健康的女性，从怀孕开始，就要树立一个科学的理念——准备自己生。虽然分娩的时候辛苦一点，但是以后得妇科病的概率会减少很多。

范大姐：剖宫产对小孩的智力有影响吗？

贺　晶：不管是剖宫产还是自然分娩，或者阴道产钳分娩，对小孩的智力都没有影响。自然分娩是人体自然发动的，孕妇体内所有激素都调整到最佳状态，分娩以后马上就有乳汁分泌，哺乳不成问题。还有呢，自然分娩的小孩经过产道挤压，患湿肺的可能性会减少很多。也有人认为，自然分娩的小孩完成了那些精细动作，比剖宫产好一些。而剖宫产的小孩，就像是他好好地在家里待着，你一脚把门踹开，强行把他抱出来了，这对他来说很突然，打扰他了。在这里我要特别说一下，有些人选择剖宫产,其实是人为地、过早地剖出来,这时小孩的肺还不成熟,反而容易造成小孩肺部病变,例如前面讲过的湿肺。所以,即使选择剖宫产,也要接近预产期才比较好,跟小孩聪明不聪明没有关系。不要过早,也不要选择良辰吉日,这一点非常重要,关系到孩子将来的健康。

范大姐: 自然分娩有没有想象的那样可怕?

贺　晶: 前面我就说过,选择什么方式分娩,主要还是一个观念转变的问题。再说两个我亲历的事情:有一位叫小马的孕妇,自然分娩生下一个男孩,七斤三两(3.65千克),非常健康。但是在分娩之前,小马也有过一段纠结的日子。根据小马的妊娠情况,可以选择剖宫产,也可以试试自然分娩。选择权交到了小马手里,反而让她不知如何选择。一个多月前,小马因为羊水过少住进了浙江大学医学院附属妇产科医院。邻床几个产妇都是做剖宫产的,她们连续几天躺在那里,很痛苦,对小马的影响比较大,小马最终还是选择自然分娩。她说,虽然自然分娩时的阵痛有点难忍,但是生完之后会很快恢复。

另一位产妇是小骆,在小马分娩的前一天也自然分娩,生下一个七斤七两(3.85千克)的男孩,现在恢复得很好,也没感觉疼痛。小骆刚住院的时候,为了免除疼痛,她首先想到的就是剖宫产。小骆说,她本想剖一刀,但是觉得剖宫产并发症可能很多,而无痛分娩不但可以保证孩子在自然状态下娩出,而且能够把分娩的痛苦降到最低,她觉得还是蛮值得的。如果没有无痛分娩,这个七斤七两(3.85千克)的男孩,肯定很难生出来。小骆现在很开心,因为她不仅选择了自然分娩,而且免除了疼痛。小骆的建议是无痛分娩。

范大姐: 什么是无痛分娩?

贺　晶: 无痛分娩的方法有很多种,包括让产妇精神放松,听一些轻音乐,或者用一点"笑气",让爱人陪伴等,现在比较常用的是做腰麻。有的人可能会问,打了麻醉药以后,会不会全身都没有感觉?其实,无痛分娩使用麻醉药是很有讲究的,例如麻醉药作用的部位、剂量、配比等。它麻醉感觉神经,但是不会麻醉运动神经。也就是说,不会麻醉支配子宫收缩的运动神经。另外,双腿必须挂在腿架上,肌肉的力量还是存在的。

范大姐: 哪些孕妇适合无痛分娩?

贺　晶: 并不是所有产妇都适合无痛分娩——不经历痛苦就能把孩

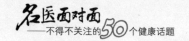
子顺利生出来。一些容易出血的产妇,比如血小板计数偏低,就不适合无痛分娩。所以,能否无痛分娩,还需要医生进行全面评估。

范大姐: *水中分娩是怎么回事?*

贺　晶: 水中分娩是无痛分娩的一种方法。我们进行过一些调查,看看我们中国人比如杭州人适合不适合,调查结果显示,很多孕妇不能接受,而且水中分娩需要一个大场地,可行性比较差。

范大姐: *孕妇比较胖,怀的又是双胞胎,应该选择剖宫产还是自然分娩?*

贺　晶: 双胞胎不一定都要剖宫产,但是相对而言,怀双胞胎的子宫更大,自然发动的可能性小一些。怀双胞胎的孕妇,到第38周,应当先观察双胞胎第一个小孩的胎位,如果第一个小孩是臀位,那么肯定不主张自然分娩,还是主张剖宫产。如果第一个小孩是头位,而且是自然发动,也不是说不可以自然分娩。

经常有孕妇说自己偏胖。关于胖的问题,我想在这里谈一下。孕妇在怀孕的时候一定要注意,在怀孕早期就应当把自己的体重控制好。孕妇在怀孕期间,体重只能比平时增加11～15千克,不能超过三十斤(15千克)。孕妇体重增加太多,宝宝也会胖,而且胖的孕妇,身体脂肪很厚,自然分娩就困难。主要原因还是摄入的营养太多,摄入营养过多会造成脂肪堆积,并且加重肝脏、肾脏的负担,这是每一位孕妇都应当注意的问题。从早孕开始就应当格外注意,怀孕前三个月胃口不好,一般问题不大,但是怀孕第四个月之后,胃口开始好转,就应当加以控制,不要无限制地吃。

范大姐: *第一胎是剖宫产,第二胎能否自然分娩?*

贺　晶: 剖宫产以后能否自然分娩,必须具备一些条件,就是看这次跟上次有哪些差异:上次剖宫产的指征是什么?这次有没有剖宫产的指征?上次剖宫产的时候有没有感染、发热?有没有刀口长不好的情况?这次怀孕的胎儿大小,还有就是这次住院一定要进行24小时监测。如果条件符合,想阴道分娩也不是不可以,必须全面了解分析相关病史之后才能做决定。另外,跟上次剖宫产手术的术式也有关系。总之,能否阴道分娩,关键在于指征。

范大姐: *自然分娩对产妇的身材会不会有影响?*

贺　晶: 女性都关心自己的身材,唯恐自然分娩会影响自己的身材。

很多人错误地认为,自然分娩的时候胎儿会把骨盆撑大,身材会变差。其实,产妇的身材并不是在自然分娩的时候变化的,而是在怀孕的时候不注意控制营养摄入,使体重超重,脂肪堆积过多而变化的。到目前为止,尚没有一例由于生孩子把骨盆撑大的报道,因为一个柔软的胎儿不可能把骨盆撑大。所以,为了能够自然分娩,孕妇应当把自己的体重控制好。另外,在怀孕的时候要保持良好的体力,不要整天躺在床上,要想保持身材就要控制体重,适当活动,比如散步等,否则到分娩的时候会一点力气都没有。

范大姐:高龄产妇是不是都得选择剖宫产?

贺　晶:高龄并不是剖宫产的绝对指征,高龄无非就是体力差一点,宫颈开放的前提条件差一点。我们医院也有很多高龄产妇,有些高龄产妇体力很好,照样可以自然分娩而不需要剖宫产。所以,高龄不是剖宫产的绝对指征。

范大姐:自然分娩会不会影响产后夫妻性生活?

贺　晶:不会的。自然分娩虽然阴道口可能会有点撕裂,或者行会阴侧切术会有一个伤口,但是会阴部伤口有一个特点:开始的时候比较痛,但是愈合后会恢复得很好。所以,不用担心自然分娩对产后夫妻性生活产生影响。

女人"第六脏器"的不速之客

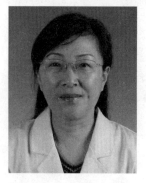

嘉宾

金杭美
浙江大学医学院附属妇产
科医院妇三科主任、主任
医师

子宫是女人的第六脏器，是孕育生命的地方，是胎儿在这个世界上第一个温暖的家。如果子宫里住进的不是宝宝，而是另一位不速之客——子宫肌瘤，那就麻烦了。子宫肌瘤是女性常见病之一，大多数患者是已婚女性，高发年龄段是 40～50 岁，现在子宫肌瘤发病趋于年轻化，最年轻的患者才 19 岁。面对这位不速之客，我们最好能做到知己知彼。

引言

范大姐：**什么是子宫肌瘤？**

金杭美：子宫肌瘤是子宫平滑肌过度增生形成的肿瘤，可以长在子宫的任何地方。例如，可以长在子宫肌层，也可以长在子宫表面，甚至可以长在子宫的宫腔里，是一种比较常见的妇科病。

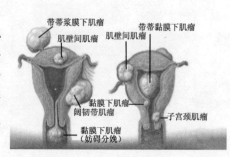

范大姐：**什么样的人最容易得子宫肌瘤？**

金杭美：一般来说，子宫肌瘤多见于生育年龄段的妇女，没有生育过的妇女也会发生子宫肌瘤。性情抑郁、生活起居不规律、内分泌紊乱的人，比较容易得子宫肌瘤。

观众热线：我今年41岁，患多发性子宫肌瘤，最大的为1.8厘米×1.6厘米×1.2厘米，在子宫腔后壁，一部分突入宫腔。平时月经有一点点血块。

金杭美：这个子宫肌瘤虽然挺小，但是生长的部位特别容易占据子宫腔，容易造成月经量多。需要及时去医院检查，假如确实是突入子宫腔，那么做一个宫腔镜切除术就可以了。

案例

范大姐：**子宫肌瘤对女性健康的危害主要表现在哪些方面？**

金杭美：子宫肌瘤首先会造成月经失调，有的患者表现为月经过多，导致贫血；有的患者月经淋漓不尽，经期延长。其次，会造成不孕。假如子宫肌瘤生长的部位正好占据着宝宝的空间，也就是说，如果子宫肌瘤长在子宫腔内膜下，就容易导致不孕，即使怀孕也容易导致流产。假如子宫肌瘤堵塞输卵管，那么精子、卵子没有地方可以结合，就不容易受孕。此外，子宫肌瘤还可能引起一些其他并发症，比如下腹痛、白带增多等。更有甚者，过大的子宫肌瘤挤压膀胱，可以造成膀胱破裂。

观众热线：我还没生过孩子，这次在单位组织的体检中查出有四五颗子宫肌瘤，直径约1厘米，我一直在犹豫要不要做手术。

金杭美：一般来讲，小的子宫肌瘤主要是随访观察，看有无症状，比如有没有月经过多，子宫肌瘤有没有增大等情况，还需要仔细检查子宫肌瘤的位置，假如子宫肌瘤是向外突出的，或者是在子宫壁间，那么问题不是很大，就不必急于手术切除。

案例

范大姐：**切除子宫肌瘤会不会影响将来怀孕？**

金杭美：当然不会影响。因为子宫肌瘤切除了，子宫仍然保留着，子宫的功能不会受到任何影响。假如子宫肌瘤位置比较表浅，那么在切除子宫肌瘤后避孕6～10个月，就可以正常怀孕了。假如子宫肌瘤位置比较深,深入到宫腔了,或者位置特别深、特别大,那么切除后需要避孕1~2年。其实,这种手术只是一种比较小的手术,大家根本不用恐惧。

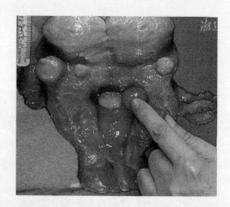

范大姐:患子宫肌瘤的女性在饮食方面需要注意哪些?

金杭美:饮食以清淡为主,当然也要注意适当的摄入营养。含有类雌激素的食品应尽量少吃,比如豆浆不要喝得太多,因为大豆含有植物雌激素。蜂皇浆也要少吃,因为蜂皇浆含类雌激素比较多。阿胶含类雌激素也比较多,一般建议不吃。

范大姐:子宫肌瘤和乳腺疾病是否有关系?

金杭美:有关系。乳腺疾病、子宫肌瘤、子宫内膜异位症、子宫内膜癌,都属于雌激素依赖性疾病。

你更年期了没

嘉宾

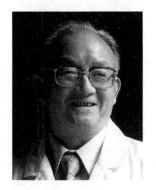

张承烈
浙江省医学会名誉会长、
胡庆余堂名医馆馆长、中
医妇科专家

吴大妈是一家餐馆的老板娘，今年55岁。尽管家里条件不错，但吴大妈还是每天拼命地工作，打理着自己一手经营的餐馆。最近一段时间，吴大妈突然发现自己经常胸闷、喘不过气，晚上失眠，总是胡思乱想：一会儿想着丈夫会不会不要自己了，一会儿又想家里会不会进小偷。整天提不起精神，浑身没劲。每天心里都憋屈得难受，就想冲人发脾气，找人吵架。吴大妈到底怎么了？

引言

范大姐：从吴大妈的上述症状看，她得的是什么病？

张承烈：吴大妈得的是更年期综合征。一般而言，女性45岁左右会出现月经失调等更年期症状。中医学认为，"女子七七，天癸竭，地道不通，形坏无子"。就是说49岁左右，女性进入更年期，出现月经失调、闭经、夜寐不安、燥热出汗、血压波动、腰背酸痛、带下干涩、性欲冷淡等症状。当然，现在生活水平提高了，有的人49岁不一定进入更年期；有的人由于生活工作压力大，或者家庭、婚姻等因素，会提前进入更年期，就会出现更年期综合征。

观众热线：我母亲今年55年,最近感觉膝关节痛,请问是不是更年期表现?

张承烈：首先要考虑局部病变,比如有没有膝关节外伤史,有没有骨骼病变,要去骨科诊断清楚,可以拍 X 线平片;其次要考虑骨质疏松,也会导致腰酸背痛、关节疼痛。

案例

范大姐：**是不是每个女人都要经历更年期?**

张承烈：每一个女性都必须经历从生长发育、妊娠分娩,一直到绝经这个生理过程。更年期综合征的症状,有的人可能比较轻微,能够平稳过渡;有的人可能比较严重,需要治疗。我主张早发现、早诊断、早治疗,只要调理确当,就能够平稳度过更年期,使之少出现症状或症状轻微,但是个体差异较大,更年期症状的轻重程度,往往与孕产情况、体质强弱、家庭是否和睦、心理状况等因素有关。

范大姐：**患子宫肌瘤的女性能用雌激素吗?**

张承烈：患子宫肌瘤的女性应当慎用雌激素,因为雌激素对子宫肌瘤、乳腺小叶增生等雌激素依赖性疾病有影响。有些人做过子宫切除手术,或者做过卵巢切除手术,那么更年期综合征的症状就会提早出现。这时需要根据雌激素水平、卵巢功能等情况,适当补充雌激素。雌激素替代疗法要求很高,需要在专科医师指导下进行。尤其是患子宫肌瘤、乳腺疾病者更要慎重,不能滥用雌激素。

观众热线：2009 年,我做了子宫肌瘤切除手术,但是还有一颗小肌瘤没有摘除。这颗肌瘤以后会长大吗?我现在刚刚 50 岁,没有月经失调,但是月经量很多。我想问一下,能不能服用人参?

张承烈：人参虽然是一味好药,但不是所有人都能吃。一定要经过中医辨证诊断,严格掌握适应证,在医生指导下服用人参。

案例

范大姐：**怎样帮助更年期综合征患者平稳度过更年期?**

张承烈：第一,自身调节很重要,要知道在整个生命过程中,每一位女性都会经历更年期,这是正常的生理规律,当出现一些更年期症状时,除了心理调节,也需要药物调理;第二,当更年期症状明显时,一定要去医院明确诊断,及时治疗;第三,选择性地服用药物,尽量选择对子宫肌瘤、乳腺疾病没有影响的药物,在治疗过程中应当定期复查;第四,我还要提醒各位女性朋友,疾病的发展变化是一个复杂的过程,不要一出现某些症状就马上认为这是更年期综合征。既要重视自身生理变化,又不能不恰当地戴上更年期综合征的"帽子",应该由专科医师进行全面检查、诊断治疗。

痛经,不孕不育背后的魔影

嘉宾

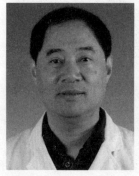

林 俊
浙江大学医学院附属妇产科医院党委副书记、浙江省产前诊断中心主任

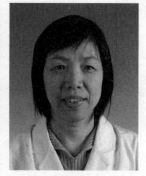

徐开红
浙江大学医学院附属妇产科医院妇科副主任兼妇一科主任

子宫内膜异位症常表现为痛经。几十年前,在人们的印象中,子宫内膜异位症是一种比较罕见的疾病。然而,近几年来已经成为妇科常见病。发病人群既有十七八岁的小姑娘,也有四五十岁的已婚妇女,更有二三十岁计划怀孕的女性。

引言

范大姐:子宫内膜异位症为什么近几年呈高发趋势?

徐开红:子宫内膜异位症患者越来越多,年龄小到十七八岁,大到四五十岁都有,生育年龄段的妇女最好发,根据统计,发病率达到15%~20%。原因主要是:第一,现在的医疗水平越来越高,在子宫内膜异位症早期就可以检查出来;第二,由于生活习惯不太好,有的人曾经多次人工流产等,极易造成子宫内膜异位症。

范大姐：子宫内膜异位症是怎么回事？

徐开红：正常情况下，子宫内膜是在子宫腔内，假如子宫内膜到了子宫腔以外的部位，就叫做子宫内膜异位症。比较易发的部位是卵巢、盆腔脏器和腹膜。子宫内膜异位症主要有三大临床表现：第一是痛经，经期腹痛最明显，占70%～80%；第二是不能怀孕；第三，可以没有任何症状，而在体检时发现腹腔包块，少数患者表现为月经紊乱。

范大姐：女性月经期腹痛和子宫内膜异位症引起的痛经有没有什么不同？

徐开红：子宫内膜异位症引起的痛经是继发性的，是指月经初潮时没有痛经，但是随着年龄的增加，痛经越来越严重，症状不断加剧；第二，在月经期有便秘感、肛门坠胀感。有的患者在过性生活时会出现疼痛。还有少数人由于卵巢囊肿破裂，可以表现为突然腹痛，特别是在月经期前后。

范大姐：子宫内膜异位症可以导致不孕吗？

林　俊：这两者之间的关系很难用一句话说清楚。相对而言，子宫内

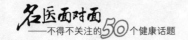

膜异位症导致不孕的概率比较高,不孕症患者中40%左右可能有子宫内膜异位症,这两者之间关系比较密切。

观众热线:我朋友结婚4年了,至今没有小孩,经过检查,她的丈夫无精子,像她这样的情况,能不能做试管婴儿?

林 俊:可以做试管婴儿,借精子做。男方无精子,只有采用赠精,用别人的精子,不是她丈夫的精子。**案例**

范大姐:现在一般用什么办法治疗卵巢囊肿?

林 俊:首先要解决疼痛的问题;第二要解决不孕的问题,需要对症治疗,辅助生育。另外,需要解决腹腔包块的问题,也就是施行卵巢囊肿切除术。

谁"偷走"了精子的活力

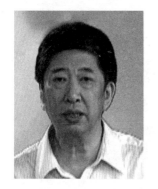

嘉宾

汪明德
杭州市中医院不孕不育专
科主任医师

我国男性精液质量正在以每年1%的速度下降,而且工业化程度越高的地区,精子质量下降速度越快。精子质量下降导致越来越多的家庭遭遇不育难题。那么,精子的活力被谁"偷走"了呢?最近,科学家调查了2554名男青年的精液样本和生活习惯,93名每天喝1升可乐的男性,每毫升精液中的精子数目,比少喝或不喝可乐的男性大约少1/3。这可能与可乐中所含的咖啡因有关。

引言

范大姐: *可乐真的会杀死精子吗?*

汪明德: 有关可乐对精子的影响不断见诸报端,这是由于可乐中含有的某些成分可能对精子活力有影响,比如咖啡因、可卡因。临床研究发现,长期喝可乐的人精子质量下降比较严重。比如美国的男孩子都是喝可乐长大的,导致美国的不育症比例已经从8%上升到15%。全世界不育症发病率呈现上升趋势,原因之一也是男性精子活力偏低。

范大姐: *什么样的精子才最具有活力?*

汪明德: 按照国际标准,精子分为四级:A级是最好的精子,快速前进,跑得很快,而且一直往前游,成功受精的大部分都是这些精子;B级精子属于会向前游，但是速度没有A级快，这种也是属于正常的；C级精子是活的，但是在原地打转转，不会往前冲；D级精子是不动的精子（也有一部分是活的）。如果按照精液的分级标准衡量，A级精子的数量占总数的比例应当大于25%。有关资料记载，20世纪初每毫升精液中的精子数是1亿；

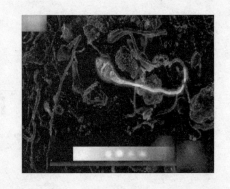

到了后来，变为6000万，一下子就少了4000万；再后来，又降到4000万；到20世纪90年代末，又降到1000万。

观众热线：我们夫妇结婚8年不能生育，我老公是搬运工，身体很健壮。我去医院检查一切正常，医生建议让我老公去做检查，但是他死活都不肯去，他认为自己能喝酒能吃肉，不会有什么毛病。经过我好说歹说才去医院检查，结果发现全是死精。酒精对精子也有杀伤力吗？

汪明德：酒精对精子的杀伤力是公认的。我们在治疗不育症时，都要求患者戒酒，因为酒精会降低睾丸酮的生成速度，从而降低雄激素水平。

案例

范大姐：**温度对精子有影响吗？**

汪明德：精子对温度很敏感，很怕热，又很怕冷。精子最适宜的温度是比体温低2～3℃，这就解释了为什么人体的脏器都在体腔内，唯独睾丸在外面，因为它需要散热。现在男士穿的裤子大都是紧身裤、牛仔裤，这些类型的裤子会影响精子散热。温度升高了，精子的质量就会下降。长期在高温或低温条件下工作的职业，对精子也有很强的杀伤力。

范大姐：**什么季节怀孕最好？**

汪明德：其实按照精子、卵子的质量来说，最好是春秋季节。春秋季节受孕概率最高，因为春秋季节温度最适宜，不管是男性的精子，还是女性的生殖内分泌环境，都是最适宜怀孕的。

观众热线：我老公的精子活力是40%，精子数量好像也不多，个头也偏小，有没有办法让精子增多、强壮起来？

汪明德：如果精子活力是40%，应该说是比较差的，可以用中医中药治疗，效果一般比较理想。

案例

范大姐：手机、电脑这些电子产品产生的辐射，对精子有没有杀伤力？

汪明德：有。刚刚讲到高温对精子的影响，除了高温作业、桑拿、泡热水澡会影响精子质量外，电子产品产生的辐射、强磁场这些理化因素，也会对精子产生不良影响。所以，手机最好不要放在裤兜里，笔记本电脑最好不要放在膝盖上。远离辐射、强磁场污染，对于提高精子质量都是有好处的。

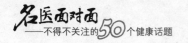
新生儿黄疸不退的危险

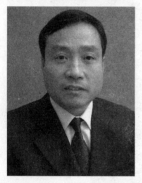

嘉宾

杜立中
浙江大学医学院附属儿童
医院院长、主任医师、博导

小王最近喜得贵子,小家伙长得非常可爱,但是出生几天后,发现宝宝的皮肤黄黄的。小王非常担心,孩子是不是病了?刚刚出生的小生命令全家人欣喜不已,但是宝宝的眼球、皮肤发黄了,又令全家人担忧不已。新生儿皮肤发黄,其实是一种普遍现象,医学上称为生理性黄疸。但是,也有部分黄疸预示着严重疾病,甚至有生命危险,那就是病理性黄疸。所以,了解一点新生儿黄疸的防治对策,才能让新生宝宝健康成长。

范大姐:为什么新生儿出生之后普遍有黄疸现象?

杜立中:因为胎儿在子宫内相对比较缺氧,需要产生很多红细胞携带氧,这就像我们到西藏去,血红蛋白含量会升高一样。胎儿一旦出生,可以呼吸很多氧,就不需要那么多红细胞了,多余的红细胞就会自动破坏,分解为胆红素,而此时新生儿的肝脏功能还没有成熟,来不及处理血液中过多的胆红素。所以,新生儿刚生出来时,会有轻度黄疸。等新生儿的肝脏功能成熟了,胆红素被处理掉了,黄疸就消退了。

范大姐：轻度黄疸对新生儿有没有影响？

杜立中：适度黄疸对新生儿的身体健康是有利的。研究发现，新生儿刚出生时，会受到很多氧化应激反应的伤害，而胆红素有抗氧化作用，对新生儿身体健康有好处。当然，如果胆红素水平太高，就会损伤脑细胞，那就是病理性黄疸。

范大姐：如果新生儿黄疸加深，胆红素水平超标，会对脑细胞产生损伤吗？

杜立中：黄疸加深，胆红素水平严重超标，会导致新生儿脑细胞损伤。患了这个病后，新生儿会出现感觉、听力、视觉等障碍，甚至会产生运动障碍、智力障碍，这是一种很严重的并发症。

范大姐：如何区别新生儿生理性黄疸和病理性黄疸？

杜立中：黄疸有生理性、病理性两种。如果是病理性黄疸，就非常值得注意。这两者的区别有三点：

第一，出现的时间不同。大约80%的足月儿在出生后2～3天会出现生理性黄疸，而病理性黄疸多在出生后24～36小时出现。

第二，临床表现不同。生理性黄疸的新生儿皮肤呈浅黄色，主要在面部、躯干和四肢，新生儿精神好，能吃能睡。而病理性黄疸的新生儿，小便是黄色的，精神不好，爱睡觉，吃奶也很少。

第三，持续时间不同。生理性黄疸在出生后第五天左右最明显，1周左右慢慢消退；而病理性黄疸的持续时间一般超过2周。

范大姐：病理性黄疸对新生儿的最大危害是什么？

杜立中：最大的危害是在急性期。血液中过多的胆红素会导致脑细胞损伤，引起呼吸功能障碍，甚至死亡。但是更多的是留下神经系统后遗症，比如脑功能障碍，这将严重影响小孩以后的生存质量。

范大姐：病理性黄疸会不会使新生儿肝脏功能受到损害？

杜立中：胆红素水平过高会对肝脏造成损害，甚至出现肝功能衰竭。

范大姐：ABO溶血会造成病理性黄疸吗？

杜立中：所谓ABO溶血，就是母亲血型是O型，小孩血型是A型或B型，母体会产生抗体对抗A型或B型，导致胎儿红细胞破坏更多。在这种情况下，新生儿体内胆红素的来源增多了，小孩生出来皮

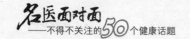

肤就会特别黄。在出生后溶血还在继续,此时肝脏来不及处理过多的胆红素,所以新生儿黄疸会持续加深。新生儿如果有 ABO 溶血,黄疸就会特别深。

> **观众热线:** 我的宝宝出生一个星期左右,黄疸就退掉了。没想到过了两个月,宝宝脸上的皮肤开始发黄,后来连尿液也变黄了。到医院一检查,医生说必须立即住院做手术。我不知道为什么宝宝会变成这样。
>
> **杜立中:** 这种情况属于病理性黄疸。正常新生儿都会出现生理性黄疸,1 周左右消退。一般情况下,新生儿经过 2 个月的生长发育,肝脏功能应该越来越成熟。如果在 2 个月后又出现黄疸,可能是肝脏有问题,比如胆道系统有病变,或者胆道堵塞了,胆红素不能得到及时处理,就需要做外科手术进行干预。这类黄疸的后果主要是损伤肝脏功能,需要及时做手术才能解决问题。

范大姐: 新生儿病理性黄疸的发病率如何?能治疗吗?

杜立中: 可以预防,也可以治疗,但是目前的情况不是很乐观,我国由病理性黄疸引起新生儿脑损害的发病率相当高。

最近有一个调查,抽查了 32 家医院,在其中 28 家医院发现 300 多例新生儿病理性黄疸。这些小患儿绝大多数就算摆脱了死亡,也都会留下后遗症。全国有几千上万家医院,如果全部统计的话,会有多少新生儿由于病理性黄疸引起脑损害?这是一个非常严峻的问题。所以,现在大家提出口号——胆红素引起的脑损害不应该成为 21 世纪的问题。到目前为止,尽管没有有效的治疗方法,但是可以预防。我们完全可以早一点发现病理性黄疸,并及时进行干预。目前,病理性黄疸发病率有增加的趋势,因为过去产妇可能住院一星期才出院,医生可以发现病理性黄疸,并及时进行干预。现在产妇住院两三天就出院了,产妇自己往往不能及时发现病理性黄疸。

范大姐: 病理性黄疸在什么情况下会引起脑细胞损伤?如何预防病理性黄疸?

杜立中: 新生儿的胆红素水平高到一定的程度,比如正常新生儿很少超过204微摩尔/升，如果超过这一数值，就比较高了，容易引起脑细胞损伤。检测病理性黄疸的手段非常简单，就是用黄疸测定仪在新生儿皮肤上触碰一下，1秒钟就能读出数值。所以，家长只要带小孩到医院门诊测试一下就行，如果数值正常就回家，数值偏高就住院治疗。治疗的方法也比较简单，比如把小孩放在蓝光箱里照蓝光灯，这样胆红素就会转化成一种水溶性物质，随小便排出体外，黄疸就不会再加深了。这个方法很简单，对小孩也没有什么副作用。

观众热线：我是一个产妇，我给宝宝喂母乳后，发现宝宝有黄疸了，是我的母乳有问题吗？

杜立中：这是所谓的母乳性黄疸，从字面上来看，就知道跟母乳有一定关系。因为这种情况多数发生在比较大的新生儿，比如说1个月或者40多天的宝宝。一般而言，此时的宝宝黄疸应该消退了，但是有的宝宝还有黄疸。目前的研究显示，可能由于母乳中的某些成分导致新生儿胆红素代谢比较慢，所以母乳喂养的小孩相对于其他小孩来讲，黄疸消退会慢一点。大部分专家认为，母乳性黄疸是一种良性现象，它升高了胆红素，但是不会引起脑细胞损伤。为了慎重起见，医生会建议产妇暂停母乳喂养，等黄疸消退后再喂母乳。

案例

范大姐：**照蓝光治疗病理性黄疸对新生儿是否有害？**

杜立中：蓝光就是蓝色的日光灯，像我们平常使用的日光灯一样，所以大家不用怕，这并不是紫外线，是日光。其实，最早发现照蓝光治疗病理性黄疸有效，是因为病房里靠近窗户的小孩黄疸消退快，这才发现照蓝光可以治疗病理性黄疸。目前没有发现照蓝光对新生儿产生不良影响的案例。所以，在有阳光的日子里，经常把婴儿抱出去晒晒太阳，也是比较好的。

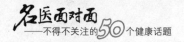

防小儿哮喘,先下手为强

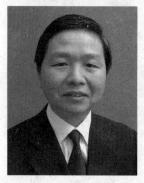

陈志敏
浙江大学医学院附属儿童
医院呼吸科主任、教授

嘉宾

小儿哮喘是儿童常见慢性呼吸道疾病。近年来,发病率在世界范围内呈上升趋势,由于哮喘常反复发作,难以根治,所以严重影响患儿的身心健康,也给家长带来了沉重的经济负担和精神压力。然而,小儿哮喘并不是不可战胜的。只要了解哮喘的病因和诱因,掌握正确的预防控制方法,就可以有效减少哮喘发作次数和发病程度,逐步摆脱哮喘的困扰。

范大姐: 为什么有过敏体质的宝宝太早吃鸡蛋容易得哮喘?

陈志敏: 因为婴儿的消化功能尚不健全,如果过早喂鸡蛋等动物蛋白质,容易诱发过敏反应。

范大姐: 家长如何判断宝宝是否有过敏体质呢?

陈志敏: 首先,过敏体质往往有遗传性,就是说父母亲可能有过敏体质。其次,婴儿出生以后,如果在早期出现湿疹,这往往是过敏体质的表现。此外,可以做化验检查,如果 IgE 很高,那么小孩可能是过敏体质。

范大姐: 家长怎样判断宝宝是不是患哮喘?

陈志敏: 从哮喘的特点来看,如果咳嗽反复发作,就应当考虑哮喘。

另一个依据是看父母遗传史,尤其母亲是否有哮喘病史,或者孩子本身是否是过敏体质,比如有湿疹或者食物过敏。如果小孩有过敏倾向,那么发生哮喘的可能性比没有遗传史和过敏体质的小孩高。当然,还有一些特殊类型哮喘并不一定喘,叫做咳嗽变异性哮喘。典型症状是晚上咳嗽比较严重,而且一两个月都不会好转,使用消炎药也没有效果,如果按照哮喘治疗,很快就能控制病情,实际上就是哮喘。

范大姐:怎样辨别是感冒引起的咳嗽,还是真的哮喘呢?

陈志敏:这个对医生来说可能有一定难度,对家长而言就更难了。因为两者都有咳嗽、气急症状,比如感冒引起的肺炎也有咳嗽、气急,这时最重要的依据就是看治疗的反应,如果用了消炎药、抗生素之后,咳嗽好转了,那么肯定是肺炎;如果需要用治疗哮喘的药才会好转,那么哮喘的可能性更大。从治疗的角度看,治疗哮喘的难度比治疗感冒、肺炎要复杂得多,但是现在医学很发达,已经有很多治疗哮喘的药物,完全可以通过药物治疗把哮喘的病情控制得很好。

观众热线:我小孩今年 3 岁多,咳嗽已经有一段时间,尤其每天早上起来都要咳几声,听起来好像有痰,这种情况是不是哮喘?

陈志敏:如果每天早上起床时咳嗽有痰,并不一定是哮喘。典型的哮喘是以干咳为主,特别是在夜间睡眠后咳嗽比较严重,当然也有的患儿早上咳嗽比较严重。像上述情况,我认为可能是鼻炎、鼻窦炎引起的咳嗽。当然有没有支气管炎,还需要到医院找专科医生看了才能确定。

案例

范大姐:哮喘到底是一种什么病?

陈志敏:哮喘实际上是一种炎症,但是这种炎症和通常讲的炎症不同,不是细菌、病毒感染引起的炎症,而是过敏反应引起的炎症,就像高血压、糖尿病一样,哮喘也是一个慢性过程。所以,从治疗的角度讲,一定要有长期作战的心理准备。在治疗期间,医生会按时随访,并根据病情调整治疗方案。

范大姐:感冒特别容易诱发哮喘,一般多长时间才能把哮喘控制住?

陈志敏:感冒是哮喘的一个重要诱因,如果治疗得力,一般来说,用两

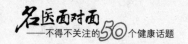
三天治哮喘的药就能够控制住。如果控制不住，那么可能还有其他问题，尤其是感染，比如白细胞计数升高、发热，也需要适当用点消炎药。

范大姐：哮喘患者一般都要吃顺尔宁或者激素，长期服用会不会影响小孩的生长发育？

陈志敏：如果剂量比较小，应该说大多数是安全的。长期使用者，可能在短期内对生长发育有一定影响，但是停药后大多数都能恢复正常的生长发育，智力方面应该不会有太大影响。如果哮喘病情不能控制，反复发作，对孩子生长发育的影响会更大。

范大姐：为什么哮喘大多数在半夜发作？

陈志敏：尘螨是原因之一，因为被窝、衣服里面尘螨非常多，但是最主要的是跟人体植物神经平衡有关。因为夜间睡眠时，迷走神经兴奋性比较高，迷走神经兴奋性增强，小气道会变得比较狭窄，就容易发生哮喘症状。所以，哮喘大多数在后半夜发作。

范大姐：哮喘的常见过敏原有哪些？

陈志敏：最常见的是尘螨，占 70%～80%。但是引发哮喘的过敏原往往是多种，比如花粉、真菌也会导致过敏。如果有明确过敏原，而且是单一过敏原，比如油漆或者某种花粉，那么离开这个环境，哮喘可能就不会发作。但是大多数哮喘是由多种过敏原引发，回避过敏原可能比较困难，或者回避了一种过敏原，仍然会有另一种过敏原引发哮喘。

范大姐：孩子患哮喘，家长应该怎样做？

陈志敏：首先要学会紧急处置。一旦孩子哮喘发作，第一时间要做的事，就是用一种叫做 β_2 受体激动剂的急救药对准口腔喷，1 小时喷 3 次，一般喷 3 次以后基本上就能够控制住了。如果病情比较严重，必须马上送到医院救治。其次，要养成记哮喘日记的习惯。因为哮喘日记实际上就是记录哮喘症状的变化、病情的变化，以及相关诱发因素。比如吃了什么，到哪里去了，房间有什么变化，气候有什么变化，气温、气压有什么变化，这样就可以知道是什么因素诱发哮喘，以便进行预防。第三，要坚持长期到哮喘专科随访，合理用药，这对于控制哮喘病情非常重要，千万不要认为控制住了，不发作就没事了。因为病根还在，碰到诱因肯定还会发作，需要长期治疗。

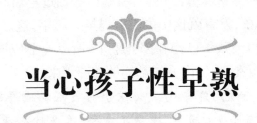

当心孩子性早熟

嘉宾

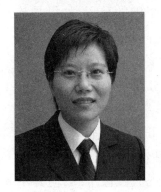

董关萍
浙江大学医学院附属儿童
医院内分泌科主任医师

性早熟是指女孩子在 8 周岁以前出现第二性征:乳房发育,10 周岁以前月经初潮来临。男孩子是指在 9 周岁以前出现第二性征,睾丸增大。一般女孩子性早熟比男孩子多见,女孩子大约占 80%,男孩子大约占 20%。一旦孩子出现性早熟,家长都非常焦急,最担心的就是身高问题,另一种危害是心理影响。所以,应该多关注孩子身体的变化,也让孩子了解自己的身体,如果发现异常,及时与父母沟通。

引言

范大姐:**喝饮料、吃油炸食品过多,会导致性早熟吗?**

董关萍:孩子经常喝饮料、吃油炸或膨化食品,容易诱发性早熟。首先,油炸食品和饮料含热量比较高,容易导致肥胖,而肥胖的孩子性激素分泌比较多,会引起性早熟。其次,这些饮料和油炸食品可能含有激素,也可能引起孩子性早熟。类似的诱因还有常吃鸭脖子和反季节水果,经常接触避孕药和成人化妆品,以及看"儿童不宜"的影视剧和图片等,这些都会增加性早熟的风险。

范大姐:**为什么晚上开灯睡觉会引起性早熟?**

董关萍:开灯睡觉使孩子总是处于比较明亮的环境中,光照时间比较长,可能引起神经递质分泌较多,引起性腺轴过早启动。例如,处于赤道附近的非洲小孩,发育就比中国小孩提早一两年。这好比水果,光照时间长就长得快。白天孩子已经在阳光下了,所以晚上应该让孩子关灯睡觉,使孩子体内激素、神经内分泌都能够安静下来。

范大姐:20世纪70年代,女孩子的月经初潮年龄基本上为14周岁,而现在普遍为12周岁,提前了2年,这是什么原因?

董关萍:这可能跟生活水平大幅度提高有关,吃得好,接触的东西也多。像我们小时候,没有电视,没有电脑,接触的东西也不多。现在的小孩子接触的东西很多,心理发育方面肯定相对比较快。

范大姐:性早熟会带来哪些危害?

董关萍:首先,可能会引起身材矮小。一些性早熟的孩子,如果骨龄提前很多,但是身高没有跟上,将来这些孩子的身高肯定会偏矮。其次,心理可能会受到影响。由于性早熟的孩子跟同龄孩子会有所不同,可能出现焦虑、害羞等不良情绪,进而影响学习及日常生活。

范大姐:性早熟有真性、假性之分吗?

董关萍:真性性早熟是指中枢性性早熟,是真正的性腺轴开始启动,也就是说发育以后完全像正常发育的人一样。假性性早熟是指由其他因素引起的性早熟,比如肾上腺有问题的孩子会出现假性性早熟,但并不是真正的开始发育。还有外界雌激素渗入也会导致性早熟,但不是小孩自身的性激素开始分泌,所以不是真正的性早熟,是假性性早熟。如果假性性早熟没有得到妥善处理,最后也会转变为真性性早熟。

> **观众热线:**我儿子骨龄11周岁,年龄12周岁,已经开始长阴毛了,现在身高是1.55米,是不是性早熟?
>
> **董关萍:**这个孩子属于正常范围,男孩子11周岁开始发育是正常的。现在已经12周岁,而孩子的骨龄为11周岁,身高也和11周岁相符,所以这个孩子没有性早熟的问题。
>
> **案例**

范大姐:孩子性早熟了,有办法治吗?

董关萍:能治疗,但是要根据每个小孩年龄、骨龄的不同情况进行治疗。有些孩子虽然是真性性早熟，但是进展很缓慢，或者骨龄跟身高相符，这种情况不一定需要马上治疗，可以观察。有些孩子如果进展特别快，比如说，半年之内骨龄超前了两年，这种孩子需要尽早治疗。一般性早熟的疗程大概为一年半到两年，主要是让发育停止或者延缓，使之跟上骨龄，跟上同龄人的发育。如果孩子年龄已经超过9周岁，一般不建议再治疗，因为这个年龄开始发育也是正常的。身高也没有办法改善，因为骨龄太大就没有必要治疗。一般强调早发现、早治疗。

> **观众热线**：我女儿今年12周岁，身高1.62米，体重60千克，乳房有一点发育，是不是性早熟？
>
> **董关萍**：12周岁，身高1.62米，这个孩子如果没有来月经，应该没有问题，不属于性早熟，是正常发育，身高也没有问题，但是这个孩子稍微胖了一点，一般身高1.62米，体重控制在55千克以内比较好。

案例

范大姐：有报道说喝牛初乳能够增强免疫力，也有人说喝牛初乳会导致性早熟，究竟该不该吃牛初乳？

董关萍：一般我们不主张喝牛初乳，因为牛初乳就像人初乳一样，里面有很多性激素，长期喝牛初乳，肯定会引起性早熟。当然，不建议喝牛初乳并不意味着不能喝牛奶。由于目前市场上很多所谓的牛奶其实是乳饮品，所以我们主张喝纯牛奶，但是也不能当水喝，一天大概喝250毫升。酸奶也可以喝，但是不要同时吃乳制品。喝牛初乳增强免疫力倒是有这种可能，但是增强免疫力也不能完全依靠药物或者其他食品，还是要靠平时养成良好的生活习惯。

范大姐：如何关爱性早熟的孩子？

董关萍：首先，要做好孩子的心理疏导，让他（她）认识到发育是人生必须经历的过程；第二，如果符合条件，可以积极治疗；第三，一定要控制饮食，养成良好的生活习惯，这才是最关键的。

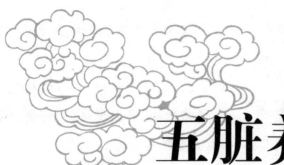

五脏养生篇

WUZANG YANGSHENG PIAN

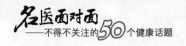
谁扣响了猝死的"扳机"

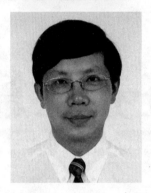

王建安
浙江大学医学院附属第二医院院长、心脏中心主任、心内科教授、博导

诱发猝死的隐形杀手,最青睐哪些人?一般是指患冠心病、心肌病、遗传性疾病的人。中年以上人群以冠心病为主,连续熬夜,工作压力大,情绪紧张,高强度运动,都是猝死的诱因。心脑血管疾病已经成为威胁人类健康的"第一杀手",我国每年医治心血管疾病的花费为3000亿元人民币。如今不仅秋冬季心脑血管疾病发病率高,而且夏天发病率也呈上升趋势,发病人群也不再限于中老年人,年轻人也频频发病。

引言

范大姐:2010年夏天,一位二十七八岁的小伙子去西湖边晨跑,跑着跑着就突然倒地,再也没有醒来。这个小伙子是猝死吗?

王建安:这个小伙子不一定是心肌梗死,也许是先天性心脏病导致的猝死。先天性心脏病在高强度运动的情况下,特别容易诱发猝死。不是所有心脏病都一定会有症状,有些心脏病平时不会发作,而一旦发作,可能就是猝死。怎么知道自己有没有先天性心脏病呢?医生在体检时可能会发现一些蛛丝马迹,提醒你做进一步检查,以便揭示一些隐蔽的病情。

还有一些情况也要引起重视,比如有的人自身感觉比较迟钝,可能症状已经存在,但是没有引起足够的重视,结果导致猝死。

观众热线: 我今年40岁,吸烟10多年了,前两天觉得胸闷,去医院检查,医生说可能跟心脏病有关系。我感到非常疑惑,吸烟不是跟肺有关系吗,怎么和心脏病扯上了?

王建安: 吸烟可以引起心脏病,但是吸烟引起心脏病多数是一个长期的过程。长期吸烟会引起心脏血管发生病变,在这个基础上发生心肌缺血,引发冠心病。吸烟是心血管疾病的一个重要危险因素,我劝这位观众要果断戒烟。

案例

范大姐: 得了高血压,如果平时没有什么异常,是不是就不用服药?

王建安: 我觉得这是一个误区。就是患者凭着感觉走,以为没有异常,就可以不管它,这是错误的。因为高血压每时每刻都在加速动脉硬化,今天没有感觉,总归有一天会有感觉。如果不坚持服药,将来某一天就可能发生中风、心肌梗死等。所以,高血压患者绝对不能凭着有没有异常感觉来决定要不要服药。血压高就必须控制住,这一点非常重要。在这里需要特别提醒跟着感觉走的患者,没有感觉可能比有感觉更可怕。因为没有异常感觉时,对治疗的追求就不会那么强烈,而高血压导致的血管损伤是很严重的。一般而言,我们鼓励高血压患者从改变生活方式开始,初发高血压患者在3个月内不能控制血压,就要尽快治疗。

观众热线: 我老家有个邻居大伯,血压高,一受刺激就会晕倒,这种情况已经发生10多次了,我想帮他问问应该怎样做?

王建安: 这种情况比较复杂。一般而言,高血压不会直接引起晕倒,晕倒可能是一种伴随现象,就是在晕倒的时候,血压本身就高,并不一定是高血压引起的晕倒。建议这位大伯去医院查一查引起晕倒的确切原因。他反复发作,可能是心脏的问题,也有可能是颅内的问题,需要进一步检查才能明确诊断。

案例

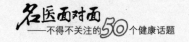

观众热线：我老公今年40多岁，饭量不错，平时生活也有规律，不吸烟、不喝酒，体重有点偏重。体检发现血压是160/90毫米汞柱。他认为自己没有异常感觉，劝他吃药他不听，这种情况不吃药行吗？

王建安：高血压患者一定不能跟着感觉走，你要一针见血地跟你老公讲，没有异常感觉比有异常感觉的人更糟糕、更可怕。因为没有异常感觉，所以要求治疗的愿望不强，这样会导致更大的危害。其实像他这种情况，同样会发生中风、心肌梗死，也会导致肾功能损害。建议你与他加强沟通，说服他早治疗，早控制。

案例

范大姐：早搏是不是很危险？需要注意什么？

王建安：体检的时候经常会听到一个词叫早搏，95%以上的早搏属于生理性早搏，不需要治疗，但是必须有一个基本评估，比如心脏有没有扩大？有没有其他问题？如果这些都已经排除，仅仅是早搏，那就不需要太紧张。绝大部分早搏是不危险的，只有极个别早搏有危险，需要治疗，而且不是治疗早搏本身，而是治疗早搏背后隐藏的疾病，这才能从根本上解决问题。早搏患者应当少吃刺激性食物，比如浓茶、咖啡、辣椒等。此外，早搏也跟情绪有关，比如睡眠不好，跟人争吵，工作过度劳累，心情不舒畅，这时就容易出现早搏。所以，出现早搏时，调节情绪非常重要。

戒烟是最经济有效的护心措施

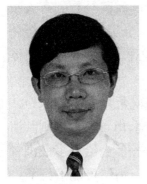

王建安
浙江大学医学院附属第二
医院院长、心脏中心主任、
心内科教授、博导

吸烟危害健康是众所周知的事实。长期以来，人们只知道吸烟会对肺造成损害，其实，吸烟也是心脑血管疾病的主要危险因素，吸烟者冠心病、高血压、脑卒中、周围血管疾病发病率均明显升高。统计资料表明，吸烟者冠心病发病率比不吸烟者高 3.5 倍，吸烟者冠心病病死率比不吸烟者高 6 倍，心肌梗死发病率高 2～6 倍，心血管疾病死亡人数的 30%～40% 由吸烟引起，死亡率的增加与吸烟量成正比。

引言

范大姐：从医学角度看，吸烟跟心脑血管疾病有什么关系？

王建安：吸烟对人体的危害极大。因为烟草含有很多有害化学物质，比如焦油、尼古丁、一氧化碳、苯并芘，这些化学物质会影响红细胞的氧合。众所周知，红细胞是携带氧的，人体吸入这些化学物质后，会妨碍氧和红细胞结合，使全身出现缺氧。在这种缺氧状态下，血管内皮细胞容易受到损伤。另外，这些物质还会刺激交感神经，使其处于兴奋状态，导致心率加快，血管收缩。这些都是对心血管非常不利的因素。

范大姐：有没有一个比较适合吸烟的时间段？

王建安：我认为不应该寻找适合吸烟的时间段，而应该下定决心戒烟。假如找到了一个适合吸烟的时间段，就会产生一种误导：在这个时间段之外不吸烟，而到了这个适合吸烟的时间段就多吸两根，这样会导致更严重的后果。我个人提倡"戒烟限酒、基本吃素"这种健康的生活方式。

如果一定要问什么时间段适合吸烟，那么我就建议大家早上起床后那段时间不要吸烟，因为这是心血管疾病猝死的高发时间段。这个时间段人体神经系统最不平衡，波动最大，血压、心率波动也大，假如再给予尼古丁刺激，就会加重心脏的负担。

范大姐：吸过滤嘴香烟对身体没有危害吗？

王建安：我认为过滤嘴其实助长了香烟的毒性。我曾经看到有人吸烟的时候，先把过滤嘴放到水里泡一泡，然后再吸。事实上，过滤嘴会使供氧不足，导致香烟燃烧不充分，从而产生更多有害物质，吸入后对人体更加有害。

范大姐：许多老烟民说，一旦戒烟，短期内会感觉非常不舒服？

王建安：这种说法是有科学依据的。在戒烟期间，由于尼古丁刺激消失，可能会有不舒服的感觉，但是过了这段时间，我相信会给很多戒烟者带来一番新天地：气道可能舒畅了，脑子可能清醒了，情绪可能平稳了。

观众热线：我今年69岁，患高血压多年，一直在吃降血压药，血压控制得还不错，但是尿检的结果是蛋白尿，而且小便次数很多，是不是需要更换药物？

王建安：我不太清楚你的蛋白尿严重程度如何，如果是高血压引起的蛋白尿，通常不会太严重。如果仅仅是微量蛋白尿，可能是血压控制得还不够理想，如果把血压进一步降下来，蛋白尿可能会慢慢消失。所以，建议多测量血压，最好每天测量2次，并记录下来，看看血压控制得怎么样。如果血压控制得不够理想，建议增加药物或者换其他药物，同时经常检测尿蛋白有没有变成阴性，最好是尿蛋白能够消失。

案例

范大姐：为什么说戒烟是最经济有效的护心措施？

王建安：资料显示，心脏病、冠心病、心肌梗死患者中，吸烟者大约占

70%。一旦戒烟,血液中的尼古丁等有害物质就会慢慢地清除,对血管的损害作用会明显减轻。因此,从某种意义上讲,要想保持血管健康,主动权就掌握在自己手中。如果早戒烟,心肌梗死会减少20%,中风会减少15%。同时也能减轻对呼吸道的危害,因为吸烟以后,气道黏膜纤毛排出异物的功能几乎消失,这样很容易使肺受到伤害。所以,戒烟是最经济有效的护心措施。

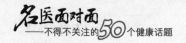
喝咖啡能防心脏病吗

嘉宾

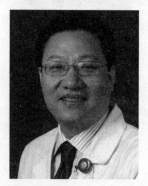

傅国胜
浙江大学医学院附属邵逸
夫医院心内科主任

咖啡是全球流行的饮品。很多人的办公桌上都放着一盒咖啡，困了就泡一杯喝喝提提神。以前大家都觉得咖啡是用来品尝的，是很小资的饮品，但是现在喝咖啡几乎完全是因为工作的需要。不过有的人不喝咖啡，说喝咖啡刺激太大对心脏不好。咖啡对心脏病的负面影响似乎更"偏爱"男性，由于男性喝酒较多，而且生活工作压力大，咖啡因和酒精的共同作用，更容易让心脏病找上门来。

引言

范大姐： 喝咖啡对心脏会产生不良影响吗？

傅国胜： 这可能是由于喝了咖啡以后，感觉比较兴奋，进而联想到咖啡会对心脏产生不良影响。心血管疾病是一个非常复杂的过程，高血压、吸烟、糖尿病、高血脂、不良生活习惯等因素，都会引发心血管疾病。实际上，喝适量咖啡对心血管有益，因为咖啡有抗氧化作用，还有调节植物神经功能、促进消化、加快血液循环等作用，可以防止心血管疾病的发生与发展。

范大姐： 喝咖啡太多会不会导致心脏病？

傅国胜： 会的。喝咖啡过量，会导致心血管疾病，并促进其进展。国外研究结果显示,冠心病患者喝咖啡的量如果每天超过4杯,发生心肌梗死的概率比不喝咖啡的患者高1/3左右。也就是说,喝咖啡是可以的,但是要适量。

范大姐:**什么时间段是喝咖啡的最佳时间?**

傅国胜:大部分西方人喝咖啡,是在午餐后或者晚餐后。这对于增强胃肠道蠕动,促进消化,改善血液循环有一定帮助。

范大姐:**喝咖啡可以防癌、解酒吗?**

傅国胜:根据流行病学调查,10万个喝咖啡的人跟10万个不喝咖啡的人比较,喝咖啡的人肿瘤发病率会低一些,但是不能讲喝咖啡的人就不会得肿瘤。

喝咖啡可以解酒这个说法是不正确的,因为喝酒以后再喝咖啡,会使心血管系统更加兴奋,影响解酒。

范大姐:**心脏病患者能不能喝咖啡?**

傅国胜:这个问题应当区别对待。心脏病包括心功能不全、冠心病、高血压、心律失常等。喝咖啡可能引起心律加快或者血压升高。一般来说,如果有心律失常、室性早搏、房性早搏等情况,就不能喝咖啡。虽然我是心脏病专家,但是我患有频发室性早搏,由于没有基础性心脏病,这种早搏对健康并没有危害。但是我喝了咖啡以后,心跳会加快,早搏次数会有一定程度的增加,所以像我这样的人就不适宜喝咖啡。总之,能不能喝咖啡,因人而异。

范大姐:**突发房颤和早搏是否有关系?**

傅国胜:房颤、早搏之间有关联。房性早搏在病情加重的情况下,可能会发生阵发性房颤,最后变成持续性房颤。房性早搏患者应当找出发病原因,比如有没有甲状腺疾病、精神压力大、劳累、基础性心脏病等。找到原因后就可以积极预防,比如现在我国很多中年医生都患有房性早搏,主要是精神压力、工作压力大所致。在这种状态下,心血管系统长期处于兴奋状态,就容易得房性早搏,进而引起房颤。

范大姐:**心脏病患者是否可以喝酒?**

傅国胜:心脏病患者可以适量喝酒,比如饮适量红葡萄酒。但是不能过多饮酒,尤其是啤酒,有的人喝啤酒过量,导致心肌细胞泡沫化,心脏功能严重受损,从而导致啤酒型心脏病。

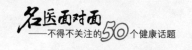
观众热线：我患有血管堵塞疾病,能不能治好?

傅国胜：血管堵塞要看什么原因,如果是动脉堵塞,大部分跟动脉硬化有关系,比如冠状动脉堵塞、下肢动脉闭塞等。通过介入治疗,或者血管搭桥手术,使堵塞的血管重新通畅,就能改善症状。

案例

范大姐：什么时间段测量血压比较好?

傅国胜：一般来说,血压最高水平发生在两个时间段:上午9:00~10:00,下午3:00~4:00。血压总是在波动的,时间不同,血压水平会不一样,这个波动说明心脏对血压有调节能力。所以,一般主张上午9:00~10:00,或者下午3:00~4:00测量血压。

范大姐：高血压患者饮食需要注意什么?

傅国胜：首先,高血压患者饮食应当限盐。按照世界卫生组织的要求,一天的食盐摄入量应低于6克,但是中国人很难做到,因为中国人的饮食结构跟其他国家不一样,不过能少点尽量少点。如果得了高血压,就不要喝汤了,虽然一碗汤看起来很清淡,但是里面可能有一勺盐。所以,喝一碗汤,相当于吃一勺盐。其次,高血压患者一定要控制体重,减少荤菜的摄入量。因为胖了以后血压容易升高,吃得比较荤,血脂也会升高。此外,各种油炸食品、烧烤食品、碳酸饮料,对身体都不好。很多高血压患者必须终身服药,影响生活质量。如果改变不良生活方式,可能就不会得高血压。所以,应当树立预防为主的理念,心血管疾病重在预防。

春季养肝正当时

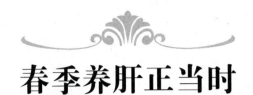

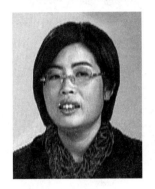

傅淑艳
浙江省中医院肝病科副主任中医师、全国名中医学术经验继承人

嘉宾

　　肝脏是人体的一个重要器官，对于人体排毒起着非常重要的作用，肝脏还具有调节气血运行，帮助脾胃消化、吸收食物，以及调畅情志、疏理气机等功能。中医学认为，春季万物复苏，到处生机勃勃，这个季节应当养肝为先。"春不养，夏易病"，春季养肝得法，将带来全年的健康。那么春天如何养肝呢？

引言

　　范大姐：为什么春季要养肝？

　　傅淑艳：中医学强调人与自然的和谐、统一，"人与天地相参，人与日月相应"。自然界的各种变化，会直接或者间接地影响人体。四季跟五脏相对应，春天属木，因为春天万物萌生，花草欣欣向荣，阳气生发。肝脏在五行中属木，所以肝脏跟春天相对应。

　　肝主疏泄，是人体的消化腺，人体新陈代谢主要在肝脏进行。我们吃进去的一些有毒物质或者药物，都是在肝脏内代谢、解毒。春天气候多变，忽冷忽热，细菌、病毒容易滋生，这个时候容易发生传染病，春季往往也是肝炎暴发的季节，肝病患者在春天也容易发作或者加重。所以，春天

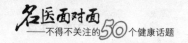

养肝很重要。中医学有"春不养，夏易病"，"春季主肝"的说法。

范大姐： 春天怎么养肝呢？

傅淑艳： 养肝不是一味地去补，而是养，使肝保持或者恢复正常的生理功能。养肝首先要从调养情志开始。俗话说"怒伤肝"，就是让人最好别发脾气，每天开开心心，这样才不会伤肝。肝的疏泄功能正常了，心情就会舒畅，气血就会调和；如果肝疏泄太过了，那么阳气就蒸腾向上，表现为脾气暴躁；如果肝疏泄不足，就容易抑郁。反过来说，情绪变化对肝的影响也很大，所以要有一颗平常心对待任何人、任何事。

> **观众热线：** 我今年45岁，10年前得了肝硬化。这10年来，我一直坚持服中草药，肝功能基本恢复正常。但是前几天，吃了点笋，第二天就发现大便颜色变黑，头比较晕。到医院检查大便后，诊断为消化道出血。肝硬化的人是不是不能吃笋？
>
> **傅淑艳：** 肝病患者应当少吃笋，尤其是有肝硬化的患者。笋富含粗纤维，容易引起曲张的食管静脉破裂、出血，所以肝病患者应当尽量少吃粗糙的食物，比如芹菜，坚果类等。另外，用糯米制作的粽子、年糕等不容易消化的食物，也要尽量少吃。
>
> **案例**

范大姐： 还有哪些食物可以养肝？

傅淑艳： 菠菜、韭菜、山药、红枣，这些食物都可以养肝。李时珍认为，大枣"气味甘平，安中，养脾气，平胃气，通九窍，助十二经，补少气、少津液、身中不足、大惊四肢重，和百药，久服轻身延年。"山药味甘性平，具有健脾养肝、滋肺益气、补肾固精等功效。用红枣、山药与大米、小米、豇豆同煮粥食用，可以健脾、养肝、益胃，滋阴润燥。

范大姐： 养肝在睡眠方面需要注意什么？

傅淑艳： 春天养肝提倡夜卧早起，每天晚上10点钟左右睡觉比较好。一般而言，我们要求青少年睡眠时间为8小时以上，60岁以上的老年人睡眠时间为7小时左右，80岁以上者睡眠时间稍微短一点。身体虚弱的人，睡眠时间要适当延长。总体而言，睡眠"以起来不乏为盈"。肝病患者睡眠可能会有点问题，建议晚餐不要吃得太饱，一般七分饱就可以了。睡前不要吃零食，不要喝刺激性饮料，比如浓茶、咖啡等。可以用热水泡脚，按摩一下足底,睡觉的环境要简约、舒适。睡觉的姿势最好采用右侧卧位,因为右侧卧位时流进肝脏的血液比较多,而且不会压迫心脏。

观众热线: 我今年35岁,是一所中学的数学老师。患乙肝10多年了,肝功能时好时坏。因为工作压力大,比较辛苦,所以隔三差五地吃点甲鱼进补,三四年来,人胖起来了,但是越来越感觉疲劳、腰酸、乏力,睡眠也不好。是不是吃甲鱼吃出问题了?

傅淑艳: 肝炎患者多有湿热或瘀滞,故滋补食品常在禁忌之列。少数慢性迁延性肝炎或肝硬化患者,可以适当选用滋补肝脾之品,但是要适可而止。营养过多,或者一味偏嗜,对身体有害无益。在选择滋补品时,应当多选择天然食物。"药疗不如食疗",沙棘、刺梨、猕猴桃等,可以作为慢性肝炎患者的保健食品。根据"以肝补肝"的古训,慢性肝炎患者适当吃点猪肝,也可以补养身体,有助于病体康复,但是猪肝含胆固醇较多,老年人及高血脂者不宜多食。至于滋阴、利水、退热的甲鱼,虽然对肝肾阴虚所致的潮热盗汗、阴虚阳亢、肝脾肿大有一定功效,但是仅作为综合治疗或中药配方的一部分,单独食用对肝炎并无确切疗效。

案例

范大姐: 有人认为肝病患者要静养,不能运动,是这样吗?

傅淑艳: 这是一个误区。肝病患者在肝功能比较差的时候需要静养,肝功能逐渐恢复后也要适当运动。实际上,运动对养肝很重要,至于什么运动比较好,这需要根据个体的不同情况选择,适合自己的就是最好的,比如散步、打太极拳、做保健操,注意不要做太剧烈的运动。

观众热线: 我今年71岁了,患乙肝多年,肝胆B超、肝功能一直正常,最近也没有发现异常情况,还需要继续治疗吗?

傅淑艳: 患乙肝这么多年,现在B超、肝功能指标还是正常的,可以说情况比较好,暂时可以不用药物治疗。但是不能放松警惕,应该每隔3个月左右到医院检查一次肝功能、B超,还要检测甲胎蛋白。不管有没有症状,都要定期到医院检查。

案例

范大姐：春季是肝炎高发季节，如何进行肝病自测？

傅淑艳：下列几条有助于肝病自测：

（1）出现类似感冒的症状，且持续时间较长。

（2）无明显诱因突然感觉神疲乏力、精神倦怠、腰膝酸软等。

（3）突然出现食欲不振、厌油、恶心、呕吐、腹胀、泄泻或便秘等消化道症状。

（4）右胁部隐痛、胀痛、刺痛或灼热感。

（5）虹膜、皮肤黄染，小便发黄或呈浓茶色。

（6）两眼球虹膜斑点明显。

（7）手掌呈金黄色，或者整个掌面有暗红色或紫色斑点。

（8）手掌表面，特别是大、小鱼际部位和指端掌面皮肤充血发红。

（9）两手无名指第二指间关节掌面有明显压痛。

（10）在两耳廓的肝点区有结节状隆起，用火柴棒轻压此点时，疼痛比其他部位明显。

（11）面色黧黑无光泽。

（12）全身皮肤表面可见散在的四周有红丝的红点（蜘蛛痣），用尖端圆钝的物体轻轻按压红点中心时，四周的红丝可消失，停止按压后红丝又复现。

（13）右侧颈静脉怒张。

（14）腹部膨隆，腹壁青筋显露明显。

（15）下肢明显水肿，甚至全身水肿，小便量少。

（16）严重肝病患者口中常有一种类似烂苹果的气味。

观众热线：我是乙肝患者，服药七八年了，两年前乙肝表面抗原转阴了，抗体没有出来，现在肝功能各项指标比较稳定，是不是可以考虑停药？

傅淑艳：这需要观察，最好不要在春天这个季节停药。因为肝病在春天容易发作，现在虽然乙肝表面抗原转阴了，但是保护性抗体没有出来，可能会复发。饮食以清淡为主，吃一些比较容易消化的、荤素搭配的食物。

案例

脑中风，三招自查早知道

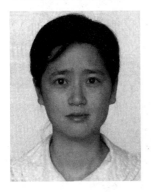

楼　敏
浙江大学医学院附属第二医院神经内科副主任、博导、美国哈佛大学医学博士后

今天我们说的病，可不能小看。资料显示，全世界每 6 秒就有 1 个人死于这种病，同时每 6 秒就有 1 个人因为这种病而永久致残。这种病在发病之前更会出现一些奇怪的症状，有的人本来是朝前走，走着走着，突然腿脚就不听使唤了；有的人好好地坐在沙发上看电视，突然嘴巴歪了，不会说话了；也有的人几分钟前还在吃饭，突然就拿不住碗了。这种病就是脑中风。

引言

范大姐：脑中风到底是一种什么病？

楼　敏：中风是俗称，医学上称为脑卒中。发病原因是脑子里的血管出现了问题，或者是血管堵塞，或者是血管破裂。如果是血管堵塞，就叫做缺血性脑卒中；如果是血管破裂，就叫做出血性脑卒中。

范大姐：脑中风有什么临床表现？

楼　敏：脑卒中的"卒"是突然的意思，就是说脑中风最大的特点就是突然发生。这种病的发作可以精确到几点几分，但是发病之前可以完全正常。临床表现多数是突然手脚不会动，偏身麻木；或者突然不会讲

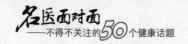

话,想表达却口齿不清,讲不出来;或者突然看不清东西,听不见声音;还有的在走路的时候突然向一边倒去,或者在起床时突然感到头晕、头痛。这些都提示可能突发中风了。

范大姐: 难道脑中风没有一点先兆吗?

楼　敏: 很多人在发病之前可能会出现小中风,比如突然一侧身体不会动了,但是随后又恢复了,这种情况应当引起重视。

范大姐: 出血性脑卒中和缺血性脑卒中,哪一种比较多见?

楼　敏: 大约80%是缺血性脑卒中,也就是说脑血管堵塞,大脑的血供没有了,很多症状就出来了。另一种情况是脑血管破裂,大约占20%,就是我们通常讲的脑出血。

范大姐: 脑中风的危险性有多大?

楼　敏: 脑中风的特点是"三高":一是高发病率,我国每年有200万例新发患者;二是高死亡率,一旦发生脑中风,死亡的比例很高;三是高致残率,很多患者脑中风后虽然没有死亡,但是有2/3的患者可能留下残疾,给患者的生活质量造成很大影响。

范大姐: 脑中风如此危险,有没有什么办法可以自查呢?

楼　敏: 有一种简单的FAST自测法。FAST四个字母是脸、手、语言和时间的英文首字母。F(face)指脸,看患者能不能微笑,如果患者笑起来两侧面部不对称,那么可能有问题;A(arm)是指前臂,看患者的手能不能抬起来,如果一只手明显不能向上抬,也可能有问题;S(speak)是讲话,如果突然讲话讲不清楚,甚至讲不出来,这也是脑中风的一种先兆;T(time)是指出现上述情况的时间,时间越短,预后越好。

范大姐: 刚才说的脸、手、语言三个自测,是不是三个都符合了才能判断为脑中风?

楼　敏: 如果前面三条都具备了,那么可以百分之百确诊这个患者是脑中风。如果只有其中一条或者两条符合,提示有脑中风的可能性,需要去医院做进一步诊断。

范大姐: 时间就是生命,脑中风救治的黄金时间是几个小时?

楼　敏: 脑中风救治的黄金时间是四个半小时,越早越好。比如缺血性脑卒中,如果一个小时内就送到医院,立即接受溶栓治疗,把血管打通,那么患者康复就快。假如在一个小时内得到救治,大概1/3以上的患者可以完全恢复。如果四个小时以后才治疗，错过了最佳救治时间，那么治愈率可能就很低了。

范大姐： 这个黄金时间从什么时候开始算起呢？

楼　敏： 通常是指症状发生的时间，什么时候出现症状就从什么时候算起。如果是睡眠中发病，就是从最后发现患者正常的时间算起。假如患者是晚上 11 点睡觉，早上起来发现中风了，往前推算距发现时有四五个小时，那么这位患者的最佳救治时间就错过了。遇到这种情况，可以通过 CT 等影像医学技术，判断是否存在一些可以挽救的脑组织，进而判断到底还可不可以接受治疗。

观众热线： 我有个亲戚，今年 70 岁，家住浙江龙泉。她脑干出血昏迷 18 天后醒来。至今已经 50 天。现在右侧手脚可以动，但是不能讲话，请问有什么好的治疗方法？

楼　敏： 我建议找专业的康复医生来指导患者进行肢体功能锻炼和语言功能康复训练。必须诊断清楚为什么会脑干出血，是因为血压高或者患有颅内动脉瘤，还是其他原因。了解清楚病因后，才有利于下一步的治疗和预防。脑中风患者再发作一次，就会有生命危险。

案例

范大姐： 在"120"救护车到达前，脑中风患者家属需要采取哪些急救措施？

楼　敏： 如果是脑出血，最好让患者处于安静状态，因为是脑血管破裂了，不宜搬动。对于缺血性脑中风，可以搬动，最重要的是尽快送到医院。

范大姐： 脑中风的复发率有多高？

楼　敏： 脑中风的复发率很高，大约 50%的脑中风患者会复发，所以要特别强调预防。

范大姐： 为什么男性脑中风的发病率比女性高？

楼　敏： 根据流行病学调查，脑中风的发病率男性偏高，这当然跟工作压力大、生活没有规律有关。很多男性有"啤酒肚"，腹围增加是脑中风的独立危险因素。另外，吸烟也是脑中风的独立危险因素，吸烟的男性比吸烟的女性多，所以男性脑中风的发病率比女性高。

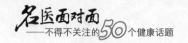

范大姐： 为什么现在脑中风患者中年轻人也很多？

楼　敏： 当前,脑中风发病趋向年轻化,以前都是60多岁发生脑中风,现在30多岁、40多岁得脑中风的人也很多,可能与年轻人的不良生活方式有关。同样道理,高血压、糖尿病也有年轻化趋势。

观众热线： 我老伴今年50岁,自2011年8月15日中风以来,一直住院治疗,现在能说一点话,但是神志不清,总是像在睡觉。做高压氧舱治疗能改善症状吗？

楼　敏： 可以尝试一下高压氧舱治疗。高压氧舱治疗对唤醒嗜睡是有作用的,但是对于肢体康复作用不是很大。

案例

范大姐： 怎样通过合理饮食预防脑中风？

楼　敏： 脑中风的原因一般分为可以干预的原因、无法干预的原因两类。无法干预的原因,如老年人很容易发生脑中风——年龄改变不了;男性脑中风的发病率比女性高——性别改变不了。但是大部分原因都是可以控制、可以预防的。脑中风最常见的诱因是"三高",即高血压、高血脂、高血糖。因此,"三高"人群是脑中风的高发人群。"三高"控制得好,脑中风是可以预防的。

范大姐： 控制高血压、高血脂、高血糖有什么讲究吗？

楼　敏： 高血压跟食盐摄入量太多有关系,食用腌制、酱制食品过多,食盐摄入量偏高,容易诱发高血压。每人每天食盐摄入量应当少于6克,相当于一个普通啤酒盖去掉垫片以后的容量,也就是说,每人每天食盐摄入量不能超过一啤酒瓶盖。

要想控制高血脂就需要减少胆固醇的摄入量。成人吃鸡蛋最好一周不要超过两个,因为蛋黄的胆固醇含量比较高。另外,蟹黄的胆固醇含量也高,要少吃。建议多吃一些含不饱和脂肪酸的食物,比如橄榄油或菜籽油。

高血糖多数是营养过剩引起的,应控制能量摄入、加强运动。

范大姐： 脑中风患者预防复发,平时需要常备什么药物？

楼　敏： 脑中风患者预防复发,服用阿司匹林最好不要中断,患者如果停服阿司匹林,复发率就会增加。

乍暖还寒，警惕心脑血管疾病

嘉宾

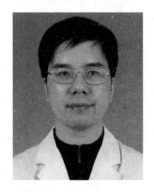

邱原刚
浙江大学医学院附属第一
医院心内科主任医师、心
脏介入中心副主任

2012年2月，宁波某高校的一位男生由于长时间玩电脑游戏而突然晕倒，等到同学把他送到医院急救时，心脏已经停止跳动。脑出血、重症心肌炎、急性肺栓塞、电解质平衡紊乱等，都可能引发猝死。就这个学生的情况来看，可能原先患有先天性脑血管病，比如颅内动脉瘤。他在玩电脑游戏的过程中，非常疲劳、精神极度紧张亢奋，而且长时间做这种对抗性游戏，对血压的影响也比较大，严重时可以引起脑出血、猝死。

引言

范大姐： *初春时节，为什么心脑血管疾病发病率明显上升？*

邱原刚： 春天这种乍暖还寒的天气，在我们医院内科门诊、急诊科，心脑血管疾病患者比原先增加了很多，甚至还有很多人排队等待住院。气候变化往往会对心脑血管系统产生影响，比如高血压患者在冬天血压会比较高，在夏天血压会比较正常。所以，忽冷忽热的天气对血压的影响非常大，会增加心脑血管疾病的发病率。比如老年朋友比较喜欢晨练，春天早晨比较寒冷，对呼吸系统、心血管系统会产生比较大的影响，血压波动就比较大。所以，一般不建议老年朋友在初春时节进行晨练。

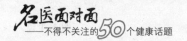
范大姐：心脑血管疾病为什么被称为威胁人类健康的"头号杀手"？

邱原刚：统计资料显示，不管是全球范围内还是在我国，心脑血管疾病引起的死亡人数占总死亡人数的首位。根据我国最新统计，城市人口死亡的37.8%、农村人口死亡的34.4%，是由心脑血管疾病引起的，而且这个数字每年还在不断攀升。心脑血管疾病的特点是：发病率高、致残率高、致死率高、复发率高、并发症多。

观众热线：我姓张，今年55岁，平时工作比较忙，长期熬夜。六七年前开始感觉左前胸、左后背不舒服。旁系上辈亲属有冠心病病史，我自己没有"三高"。两年前频繁出现房性早搏，ST-T波改变，平板运动试验阳性。冠状动脉CT诊断为冠状动脉轻度粥样硬化性改变——左主干及左前降支近段偏心性薄层软斑块，管腔轻度变窄。后来，我没能改变熬夜的习惯，也没能坚持服药，早搏越来越严重。现在动态心电图诊断为窦性心律，运动前T波改变，运动中及运动后频发房性早搏。这种的情况应该怎么办？

邱原刚：心电图上有P波、QRS波、ST段，还有T波。ST段主要跟下列因素有关，比如心肌损害，会出现ST段波动，在心肌缺血的情况下，有ST段压低；在心肌梗死的早期阶段，会出现ST段抬高，冠状动脉痉挛时也会出现这种情况。所以，ST段改变是不是反应心肌缺血，需要根据患者的实际情况，以及所患的疾病来判定。根据张先生现在的表现，我认为还不足以诊断为冠心病。张先生的心前区疼痛，不符合典型的心绞痛表现。典型的心绞痛表现有几个特点：第一是疼痛的位置，往往位于胸骨中下段或者心前区；第二是疼痛的性质，心绞痛是绞榨样、抽紧样疼痛，而不是这种刀割、针刺样的尖锐痛；第三，心绞痛往往跟某些诱因有关，比如情绪波动、体力活动、上下楼梯等；第四，疼痛往往随着休息或者舌下含服硝酸甘油，在5分钟之内就可以缓解、恢复。心绞痛很少超过5分钟，如果5分钟以上，达到15分钟左右，那么就要注意有没有发生心肌梗死。如果张先生最近症状有明显变化，应当要考虑病情有没有发生变化，建议做冠状动脉造影明确诊断。

案例

范大姐：导致心脑血管疾病的主要原因是什么？

邱原刚：心脑血管疾病是由多种因素共同作用引起的。目前已经明确的因素是：高血压、高血脂、糖耐量异常、肥胖。此外，缺乏运动、过度紧张等，也是心脑血管疾病高发的因素。

范大姐：冠状动脉造影是不是属于微创检查，安全性如何？和冠状动脉CT有什么区别？

邱原刚：冠状动脉CT的优势主要是无创。另外，冠状动脉完全闭塞的患者，也可以看到冠状动脉的走向，这样对以后的介入治疗会有帮助，对冠状动脉粥样斑块、纤维化斑块，或者钙化的诊断也有帮助。冠状动脉造影是非常成熟的微创检查，一般在手腕部做穿刺，然后将一根导管通过手腕部的桡动脉一直插到心脏，在心脏的冠状动脉注射造影剂，通过不同方向的投影，把冠状动脉全貌显露出来。

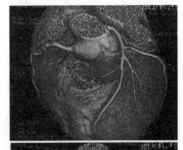

范大姐：冠心病是否有遗传因素？

邱原刚：遗传因素是冠心病的重要发病因素。冠心病的遗传因素，可以用一个指标来判断，就是有早发冠心病家族史，是指这个人的一级亲属中，如果男性在55岁以前、女性在65岁以前得过心脑血管疾病，那么他本人以后发生心脑血管疾病的概率就比其他人高。

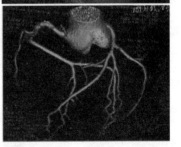

范大姐：是不是年龄大了就必然会出现动脉管腔轻度狭窄或者软性斑块？

邱原刚：对，年龄大了肯定会出现。但是我们讲的这些斑块，在病理学上是指动脉粥样硬化斑块。动脉粥样硬化斑块是从青少年时期就开始出现了，在生命的整个过程中逐渐加重，等到发现或者等到出现症状时，往往是中老年了。这时就会造成血管狭窄，出现心肌缺血、心绞痛；如果斑块破裂，就会发生血栓，最后把血管堵住，就会发生心肌梗死。所以，动脉粥样硬化是贯穿整个生命过程的，没有必要害怕。我们需要做的就是

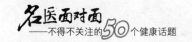
延缓这个过程,尽量延长寿命。另外,一旦出现动脉粥样硬化的迹象,就要尽早处理。

范大姐: 一旦出现问题,第一时间应该怎样自救或者救助他人?

邱原刚: 有的人认为,如果发生心肌梗死,那么患者此前一定会有心绞痛病史。其实不然,可能一发生就表现为冠心病的严重症状,这也是急性心肌梗死的严重情况之一。所以,最怕的是短期,尤其是一个月之内出现的症状。比如近两三天出现严重胸闷,或者严重心绞痛,这些情况有更大的预警作用。一定要注意这种胸闷或者心绞痛症状,如果超过 15 分钟不能缓解,尤其是伴有出汗、咽喉部梗塞感,就要警惕是否发生急性心肌梗死,最好尽快到医院就诊。

范大姐: 阿司匹林的安全性怎样?副作用有哪些?

邱原刚: 我记得媒体报道了阿司匹林在心脑血管疾病一级预防中有争议的情况,这篇论文发表在英文版《内科学年鉴》2011 年第一期。这篇论文最后的结论是:阿司匹林用在已经发生冠心病或者脑卒中的患者身上是合理的,而把阿司匹林用在没有发生脑卒中或者冠心病的患者身上是弊大于利的。所以,这篇论文对于阿司匹林的临床应用采取了一种比较慎重的态度。事实上,医学界对阿司匹林在心血管疾病一级预防中的使用,目前也是比较慎重的。总结最近的研究结果,我们认为阿司匹林在心血管疾病一级预防中的使用,需要评估患者的具体情况,要根据患者 10 年内发生心血管疾病风险的大小来决定。国际上比较著名的是弗雷明汉评分,如果根据这个评分得出的结论是 10 年内发生心血管疾病的风险大于 10%,那么这种人如果用阿司匹林进行一级预防,是利大于弊的。

范大姐: 阿司匹林的常见副作用是出血,一般有哪些表现?

邱原刚: 最常见的是服用阿司匹林后,患者出现皮肤瘀点、瘀斑,有些患者会出现球结膜出血。比较少见,也是危害比较大的是消化道出血。更严重的是,脑出血的概率也会增加。所以,对阿司匹林这类药物,建议患者在医生指导下慎重使用。一般在二级预防中可以用,如果用于一级预防,需要评估心血管疾病的风险后再做决定。

中医治疗哮喘有新招

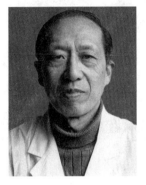

王健民
胡庆余堂名医馆坐堂名中
医、教授

哮喘是一种常见病、多发病。大家熟知而又非常喜爱的著名歌星邓丽君就是被哮喘夺去了生命。如果治疗不及时、不规范，哮喘就可能致命。而进行规范化治疗，可以使近 80% 的哮喘患者病情得到很好的控制，工作生活几乎不受影响。世界卫生组织将每年 5 月的第一个星期二确定为"世界哮喘日"，旨在提醒公众对哮喘的认识，提高对哮喘的防治意识。

范大姐：中医治疗哮喘成功的案例多吗？

王健民：曾经有一个患者，患哮喘已经多年，最近几年病情越来越严重，而且因哮喘反复发作，并发支气管扩张、肺部感染。后来他选择中医治疗，目前情况良好。这个患者主要是支气管哮喘并发慢性肺部感染，时间久了并发肺气肿、肺心病、心力衰竭，哮喘反复发作，到最后就可能出现这种情况。现在这位患者接受中医治疗已经一年了，在这一年中，他只住过一次院。本来他服用的药物很多，比如激素、强心药、抗生素等，这些药的副作用比较多。现在中医治疗一年，除了吃一种治疗心衰的西药，其余都是吃中药。现在心律维持在 100 次／分钟上下，比过去好多了。实践

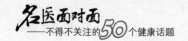
证明,尽管哮喘并发支气管扩张、慢性肺部感染比较难治,但是经过中医治疗,症状减轻了,疗效也不错。

范大姐:中医治疗哮喘的好处有哪些?

王健民:中医治疗哮喘的好处,第一是能够控制症状;第二是能够增强免疫力。西医讲的免疫力,就是中医讲的正气、抗邪能力。中医治疗既能控制症状,又能增强体质,所以哮喘就可以得到控制。

范大姐:中医治疗哮喘如何做到标本兼治?

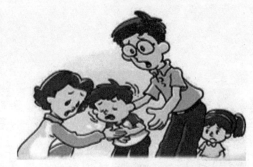

王健民:第一步是治标,标就是症状,包括呼吸困难、咳嗽喘鸣、胸闷、窒息等。患者出现这些症状时,按照中医学理论就是急则治其标,尽快把症状控制住。哮喘发作如果不及时抢救,就可能危及生命;第二步是治本,中医学认为缓则治其本,就是在病情稳定的时候,赶快给患者复本、固本、培本,增强抵抗力,这就叫做治本。中医学标本兼治就是急则治其标,缓则治其本。

范大姐:中医在固本时,会不会把病根也给"固"住了?

王健民:患者有这样的顾虑可以理解,如果不用"固本留寇"这个词,可以用另外一个词——关门打狗,也就是标本兼治,患者的免疫力增强了,正气足了,那么把门关起来,把这个疯狗(病根)打死,岂不是更好?如果不标本兼治,只是把疯狗赶出去了,过两天一开门,疯狗又会进来。治病也是同样道理,标本兼治,正气存内,邪不可干,症状就慢慢消失了。这一招在临床上特别有效。

吃山核桃也能吃出糖尿病

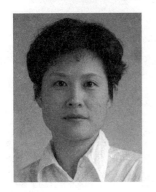

陈 宇
杭州市第一人民医院内分泌科副主任医师

一个小伙子三十来岁，平时吃东西不是特别注意，结果一不小心就得了糖尿病。这次一过完年，他又去医院了，好像是血糖又升高了，我们都挺替他担心的。咱们今天就来了解一下，日常生活中哪些不良习惯容易导致糖尿病，什么样的人群易患糖尿病?患了糖尿病，吃哪些食物对控制病情有好处?当然，在了解了可以吃哪些食物之后，重点是知道怎么吃，这是非常关键的。

引言

范大姐：**什么是糖尿病?**

陈 宇：糖尿病是由遗传因素、环境因素共同作用引起的一组代谢异常综合征。主要表现为胰岛素作用和胰岛素分泌异常，或者两者同时存在缺陷，引起碳水化合物、蛋白质、脂肪、水和电解质代谢紊乱，以长期、慢性血糖升高为特点。

范大姐：**糖尿病会带来哪些危害?是不是有很多并发症?**

陈 宇：糖尿病的危害主要是长期、慢性并发症，引起人体多种器官包括心、肾、肺、眼、下肢血管功能障碍，甚至可以致残、致死。急性并发症有糖尿病酮症酸中毒、糖尿病非酮症性高渗性昏迷。如果没有得到及时

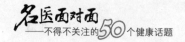

救治,就会危及生命。

> **观众热线**:我今年66岁,6年前患糖尿病。我年轻时在单位里负责接待,几乎每天都要陪客户吃饭、喝酒,每天一瓶黄酒、三四瓶啤酒是打底的。是不是饭局多,喝酒多,而且吃得比较多的人容易得糖尿病?
>
> **陈　宇**:任何事物都有内因和外因,首先是有糖尿病易感基因,本身有这个基础,如果营养摄入没有得到控制,那么肯定会引起血糖高、血脂高、代谢紊乱。
>
> 　其实,酒精也是能量,含有很高的热量。长期饮酒,能量在体内积蓄,消耗不了,消耗的热量和摄入的热量不能达到平衡,就会引起能量代谢紊乱,多余的热量以糖、蛋白质、脂肪的形式储存在体内。代谢紊乱又会引起胰岛素抵抗,最后就破坏了胰腺功能,引发糖尿病。

范大姐:除了喝酒太多能够引发糖尿病,还有哪些不良生活习惯容易引发糖尿病?

陈　宇:主要是暴饮暴食。这种情况挺多的,因为有很多人现在工作很紧张,早饭不吃,午饭来不及吃,晚上会好好地撮一顿。这样很容易引发糖尿病。

> **观众热线**:我今年40岁,平时挺注重养生保健,可是前段时间被诊断得了糖尿病。因为有糖尿病家族史,所以我比较注意合理饮食,菜、饭都吃得不多,也不喝酒。但是我特别爱吃坚果,每天吃1~2包山核桃。像这种情况,是不是吃山核桃吃出来的糖尿病?
>
> **陈　宇**:山核桃含有不饱和脂肪酸、多种维生素、氨基酸,稍微吃一点对身体有好处,甚至对糖尿病、高血压、动脉硬化,都有一定的保护作用。但是山核桃含热量高,100克山核桃含有175.812千焦热量。一天吃一斤(500克)山核桃,肯定超量了。体内能量太多,等于体内脂肪太多,从而引起代谢紊乱,尤其是脂肪酸升高,容易引起胰岛素抵抗。

范大姐：**一般每次吃多少颗山核桃比较适宜？**

陈　宇：如果是糖尿病患者，或者是有糖尿病倾向者，一天最多吃十几到二十颗山核桃。正常人可以稍微多吃点，但是不能天天吃。

范大姐：**平时炒菜用油是不是也有讲究？**

陈　宇：我们知道，脂肪是生命活动不可或缺的物质，食用油一点不用对身体也不利，因为食用油含有很多必需脂肪酸，是生命活动不可缺少的。但是摄入过多，就会引起超重、肥胖、代谢紊乱，严重时引起胰岛素抵抗，进而破坏胰岛功能，导致血糖升高。

范大姐：**哪些人群比较容易得糖尿病？**

陈　宇：糖尿病高危人群是指年龄大于45岁，超重或者肥胖，一般用体重指数表示：BMI≥25的人群；有糖尿病家族史、高血脂、高血压、高糖饮食、缺少运动的人群易得糖尿病。还有一种特殊情况，就是妊娠糖尿病，怀孕的时候有血糖升高，分娩以后血糖可能恢复正常。另外，出生体重大于八斤（4千克）的巨大儿，也容易患糖尿病。

糖尿病患者四忌：汤、糖、躺、烫

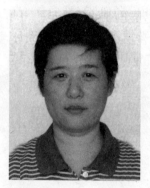

谷 卫
浙江大学医学院附属第二
医院内分泌科主任、主任
医师

糖尿病是一种以遗传因素为背景，与不良生活方式和环境因素有关的，以高血糖为主要特征的代谢性疾病。以血糖升高为主要特点，典型症状为多食、多饮、多尿、消瘦，即"三多一少"。糖尿病如果控制不好，会引发多种并发症，导致肾、眼、足等病变。糖尿病作为一种慢性病，治疗的过程长久而又繁杂，必须坚持饮食、运动、药物、心理治疗"四驾马车"并重，才能取得良好的疗效。

引言

范大姐： *糖尿病有哪些症状？*

谷 卫： 糖尿病的起病非常缓慢潜隐，绝大部分2型糖尿病患者没有典型症状。目前大部分糖尿病患者是体检时发现血糖升高，只有少数患者有"三多一少"典型症状。但是没有"三多一少"者，并不意味着没有糖尿病。

范大姐： *糖尿病的诱因有哪些？*

谷 卫： 糖尿病的基本病理是能量代谢障碍。当人体摄入的能量增加，消耗的能量减少，就会出现肥胖、高血脂、高血压、高血糖，这就是平时常说的"吃能吃出糖尿病"。现在生活水平提高了，吃得好了，但是运动量少了，长此以往，就会加重胰岛细胞的负担，胰岛细胞需要分泌更多的胰岛素，才能对抗这种能量过剩的状态，就容易得糖尿病。另外就是遗传因素，如果家族中有糖尿病患者，那么肯定属于糖尿病高危人群。俗话说"民以食为天"，对糖尿病患者而言，饮食可能比"天"还大，因为饮食控制得好不好，直接影响病情的发展，但是很多人对糖尿病饮食的认识存在误区。

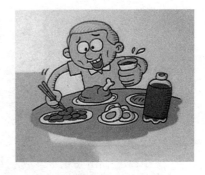

范大姐：有些患者查出糖尿病后，为了把好"进口"关，米饭不能多吃，咸的不吃，油的不吃，甜的不吃，病情却未见好转。这样的饮食原则到底对不对？

谷　卫：我觉得很多患者的做法有误区。有的患者虽然知道甜的不能吃，但是仍然大口大口地吃馒头，实际上馒头对血糖的影响非常大。

建议大家在选择食物时，要关注这类食物的升糖指数是多少。升糖指数是以吃进去 50 克葡萄糖以后引起的血糖升高作为一个标准，再用日常生活中的饮食对血糖影响的指数对比得出的比值。一般来说，升糖指数的中间值为 75，高于 75 就是高升糖指数食物，糖尿病患者需要避免这一类食物。巧克力与馒头比较，大家一定认为巧克力对血糖的影响比较大，其实巧克力的升糖指数只有 44，是一个中等的升糖指数，而馒头的升糖指数是 88。

笼统地说甜的不能吃是不对的。很多患者经常问我，什么东西能吃，什么东西不能吃？其实，从专业医生的角度来说，不太愿意告诉患者什么东西能吃，什么东西不能吃，因为糖尿病是一种慢性病，在指导患者饮食的过程中，一定要关注患者的生活质量。不能说让他几十年都不吃这些东西，否则生活质量就会受到很严重的影响。

基本原则是少吃，吃的品种要多、量要少，这样营养素就齐全了。不要某种东西很喜欢吃，就一口气吃很多。糖尿病患者的饮食结构中，要有 55%～60% 的碳水化合物、15%～20% 的蛋白质，小于 30% 的脂肪，这样搭配起来才是完整的能量供应。

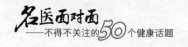

观众热线：我患糖尿病20年了，餐后血糖13～14毫摩尔/升，经常有点水肿。应该怎么办？

谷　卫：绝大部分2型糖尿病患者都存在这样的一个问题，为什么餐后血糖高？这就需要研究他吃了什么，吃的食物对血糖的影响有多大，吃完饭以后有没有坐在那里不动，或者躺在那里没有活动。一般主张糖尿病患者吃完饭后1个小时左右出去散散步，这样才有利于餐后血糖下降。

案例

范大姐：糖尿病患者可以吃无糖食品吗？

谷　卫：糖跟淀粉的概念不一样，糖是感觉味道甜不甜，实际上，许多无糖食品都是淀粉类糕点，进入人体后，淀粉经分解就变成了葡萄糖。

范大姐：糖尿病患者可以吃坚果类食品吗？

谷　卫：坚果类食品含有不饱和脂肪酸，适量摄入有益，但是不能过量，过量也会引起甘油三酯升高。

范大姐：糖尿病患者容易饥饿，怎么办？

谷　卫：两餐之间可以增加一点奶制品，也可以增加一点水果，比如苹果、梨子、柚子、黄瓜、西红柿、草莓、猕猴桃等，但是量不要太多。

范大姐：糖尿病患者是否要多吃南瓜？

谷　卫：这又是一个很大的误区。很多糖尿病患者跟我讲，他买了很多老南瓜，天天烧着吃，但是吃了一个多月，觉得自己就像"南瓜人"了——由于吃老南瓜太多导致自己的皮肤变得像老南瓜皮一样黄。老南瓜含淀粉比较多，不能多吃。

范大姐：防治糖尿病需要注意什么？

谷　卫：在临床实践中，我归纳了一个四字诀：汤、糖、躺、烫。

第一个是汤。因为汤吸收比较快，所以喝什么汤要有所选择。很油的汤煲脂肪含量比较高，对血脂影响比较大。还有一种说法，就是吃饭之前喝汤，会产生饱胀感，这样就可以少吃一点主食。这一点是有好处的，但是主张喝以素菜为主、少油的汤。

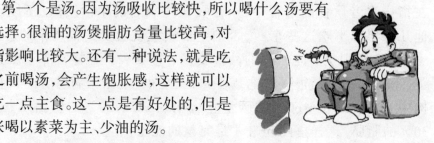

第二个是糖。不要把糖仅仅理解为口感很甜的糖,要记住淀粉也可以转化为糖。

第三个是躺。吃完饭后不要马上躺在床上,应该在饭后半小时或者1小时,出去散散步,散步回来再休息。

第四个是烫。就是烫伤的烫,这个与糖尿病足有关,很多糖尿病患者的肢体感觉比较迟钝,有时候脚碰破了、烫伤了也不重视,最终导致溃烂,最严重的后果就是截肢。

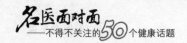

糖尿病并发症"猛于虎"

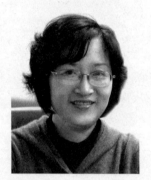

吴佳丽

杭州市第三人民医院副
院长、内分泌血液科主任
医师

嘉宾

糖尿病本身并不可怕,可怕的是糖尿病并发症。与非糖尿病者相比,糖尿病患者发生心脑血管疾病的风险高2～5倍。病程10年以上的糖尿病患者,出现并发症的概率高达98%。糖尿病并发症有急性、慢性两种类型,慢性并发症以心血管并发症多见,急性并发症一般包括糖尿病酮症酸中毒(DKA)、糖尿病非酮症性高渗性昏迷(HNC)、乳酸性酸中毒(LA),以及低血糖昏迷等,严重的会危及生命。

引言

彤 瑶: 什么是糖尿病酮症酸中毒呢?

吴佳丽: 糖尿病酮症酸中毒主要是由于胰岛素分泌不足,导致糖代谢紊乱,不能分解糖提供能量,人体就开始消耗脂肪,脂肪代谢增加,就产生过多的酸性代谢废物,导致糖尿病酮症酸中毒。

彤 瑶: 糖尿病酮症酸中毒有哪些临床表现?

吴佳丽: 糖尿病酮症酸中毒患者早期可能出现类似急性肠胃炎的症状,比如恶心、呕吐。随着病情加重,可能会呼吸加快,呼出的气体有一种比较典型的烂苹果味。继续发展下去,可能会出现神志不清、心率加快、血压下降,最终出现昏迷,从而危及生命。

彤　瑶：**出现这些症状，家属应该怎样处理呢？**

吴佳丽：首先，马上给患者喝一点淡盐水，然后送医院。这种情况在家里是没有办法处理的，一定要及时送到医院救治。

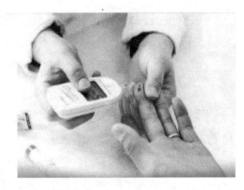

彤　瑶：**糖尿病酮症酸中毒防重于治，应该怎样预防呢？**

吴佳丽：一定要注意饮食。如果碰到一些应激状态，比如外伤或者心肌梗死，要更加注意看有没有血糖突然升高。预防这些诱因，糖尿病酮症酸中毒就会少发或者不发。

彤　瑶：**2型糖尿病是不是更容易得糖尿病酮症酸中毒？**

吴佳丽：1型、2型糖尿病都会得糖尿病酮症酸中毒，但是1型糖尿病并发糖尿病酮症酸中毒的概率更大，2型糖尿病如果饮食或者用药不当也会诱发糖尿病酮症酸中毒。所以，对1型糖尿病患者来说，应该更加当心糖尿病酮症酸中毒。

　　观众热线：我的一个阿婆，大概有10多年糖尿病病史。前几天，她坐在板凳上摔了一跤，一时昏迷不醒，送到医院去后，检查出糖尿病并发症了。

　　吴佳丽：年纪大的人摔一跤出现昏迷，不仅需要考虑是不是糖尿病并发症，还要考虑有没有低血糖。另外，年纪大的人摔一跤出现昏迷，还要注意有没有脑出血，有没有外伤。出现这种情况，必须马上送到医院诊治。

案例

彤　瑶：**糖尿病防治有哪些误区？**

吴佳丽：误区一：不吃水果。有些糖尿病患者认为吃得越少越好，每餐只吃一小碗饭，不吃水果，导致消瘦、营养不良。

误区二：干果不加限制。事实上，油脂进食过多，就会引起血脂升高。

误区三：因尿多而限制饮水。如强行限水，尿量不会减少，反而会造成机体失水、高渗，加重病情。

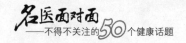

误区四:盲目用药。并非新药、贵药才是好药,其他患者用着好的药,未必自己也适用。

误区五:忽视监测,仅凭自我感觉。其实,自我监测数据是医生调整治疗方案的重要依据,不能忽视。

彤　瑶:打了1小时网球,觉得今天运动量已经很大了,饭前的降糖药就不吃,这算不算误区呢?

吴佳丽:糖尿病的基础性治疗就是饮食控制和运动,但是运动和饮食控制一定要恒定。所谓恒定,就是饮食的量要根据体力消耗确定,不能暴饮暴食,也不能随个人喜好,今天多吃一点,明天少吃一点,这样就有问题。应当根据饭量的多少、运动量的多少来调整药物剂量,但是普通患者做不到这么科学、客观,所以必须保持一个恒定量。如果中午吃多了,晚饭就不吃了,或者干脆降糖药也不吃了,这些都是不正确的。

观众热线:我今年35岁,头部受过外伤,体检时发现空腹血糖是6.48毫摩尔/升。我想问一下,头部外伤对血糖有没有影响?目前的血糖值算不算糖尿病?

吴佳丽:空腹血糖6.48毫摩尔/升不能诊断糖尿病。因为空腹血糖的标准是7.0毫摩尔/升,所以6.48毫摩尔/升还没有达到诊断标准。这种情况一般叫做糖调节受损,不一定是糖尿病。

案例

彤　瑶:还有其他类型的急性并发症吗?

吴佳丽:糖尿病非酮症性高渗性昏迷和乳酸性酸中毒的死亡率比糖尿病酮酸症还要高,危害性更大。高渗性昏迷往往好发于60岁以上的老年人,也可以跟糖尿病酮症酸中毒合并存在。当两个合并症同时出现,危险性更大。另外,乳酸性酸中毒死亡率也非常高。要降低死亡率主要是早发现、早治疗,越早发现,治疗效果越好。如果不加以重视,死亡率就会更高。糖尿病患者如果肝肾功能不好,长期服用双胍类降糖药就可能出现乳酸性酸中毒,一定要多加注意。

彤　瑶:乳酸性酸中毒的主要临床表现是什么?

吴佳丽:早期表现也是一些消化道症状,比如口干,然后会发生昏迷。一旦得了乳酸性酸中毒,病情往往已经非常严重了。常见症状是血压下降,四肢发冷,最后休克症状都会出来。

彤　瑶：低血压或者贫血,会不会得糖尿病？

吴佳丽：贫血、低血压跟糖尿病是完全不同的概念,不能确切回答贫血或者低血压会不会得糖尿病。

彤　瑶：心跳特别快,血压下降,还伴有头晕,这是不是糖尿病并发症的前兆？

吴佳丽：这种情况很可能是低血糖反应。需要注意是否出汗,如果有出汗,可能是低血糖症状。

胃溃疡夺走23岁女孩的生命

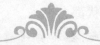

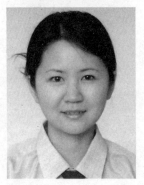

昂 健
浙江大学医学院附属第二
医院消化内科副主任医师

23岁的北京女孩方言,长得活泼、可爱。她的最后一条微博发布于2011年12月15日下午4时15分:"在这里(医院)见识了太多生死离别,大家真是应该珍惜健康、珍惜身边人。"12月14日,她忍着胃痛还在上班;下午5时20分,方言曾经发微博"求胃药……痛死了。"晚上11时,胃痛还在继续,并且开始发烧。16日15时之后,这个微博再也没有更新。随后,各大门户网站刊登或转载了方言因胃溃疡去世的消息。

引言

范大姐:胃溃疡一般有哪些征兆?

昂 健:其实,正确的叫法应该叫做消化性溃疡,包括胃溃疡、十二指肠球部溃疡两种。如果是典型的十二指肠球部溃疡,一般来说,饥饿的时候感觉上腹部隐痛,但是在吃了东西以后会缓解。胃溃疡则是在进餐后3~4小时或者2~3小时出现上腹部不适,或者隐痛,而且进餐不能缓解。不过,很多症状都是不典型的。

范大姐:胃溃疡的疼痛有哪些特点?

昂 健:每个人的症状是不一样的,有些人有很明显的上腹部痛,也有些人可能一点疼痛都没有。如果有腹痛，最常见部位是上腹部正中的剑突下，有些人可能是隐隐的痛，有些人可能是钝痛，有些人可能是像火烧一样的烧灼痛。有些人可能没有疼痛，而是表现为腹胀、恶心、呕吐，或者打嗝、嗳气。

范大姐： **为什么小小的胃溃疡居然能要人命？**

昂　健： 消化性溃疡有一些比较严重的并发症，这些并发症一旦发生，可能会危及生命，比如穿孔。我们所说的溃疡，其实是胃壁或者十二指肠壁黏膜局部坏死或者糜烂。一旦溃烂穿透整个黏膜层，或者穿透整个胃壁或者十二指肠壁，就可能引起腹腔感染、

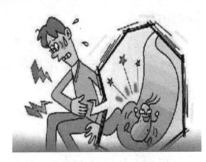

腹膜炎、败血症，很可能会危及生命。消化性溃疡还有几个比较危险的并发症，如上消化道出血。溃疡是一个糜烂或者坏死的过程，如果糜烂到静脉血管或者毛细血管，可以导致少量出血。如果糜烂到动脉血管，可能会引起大量出血，甚至呕血，病情十分凶险。如果溃疡位于幽门管，即胃与十二指肠交界处，可能会引起幽门梗阻。另外，胃溃疡可能癌变，这属于比较严重的情况。

范大姐： **北京女孩方言如果及早治疗，是否有抢救过来的可能？**

昂　健： 消化性溃疡在早期或者稳定期治疗，效果一般比较好。如果出现并发症，可能会比较危险。如果患者开始出现上腹部隐痛，然后突然发生剧烈腹痛，感觉扩散到整个腹腔，那么一定要注意有无穿孔的危险。如果患者出现大量呕血，呕吐出暗红色液体或者咖啡色液体，那么很可能会出现失血性休克。如果排出柏油样便或者颜色偏黑的大便，要注意有没有上消化道出血。

范大姐： **胃溃疡初期，患者自己能感觉到吗？**

昂　健： 有些患者可能感觉自己有胃病或者上腹部不适，但是并不一定能诊断得了胃溃疡，需要做进一步检查。

范大姐： **胃溃疡在什么情况下癌变的可能性比较大？**

昂　健： 一般来说，十二指肠球部溃疡不会癌变，胃溃疡可以癌变，特别是年龄大的患者，或者经过积极治疗，但是效果一直不理想的患者，

或者溃疡面巨大，溃疡部位不常见的患者，这些患者需要仔细排查有没有可能发生早期癌变。

范大姐：胃溃疡的治疗包括哪些？

昂　健：如果溃疡比较小，一般药物治疗就可以了。如果经胃镜活检发现有异型性增生，或者有早期癌变倾向，可以手术切除或者做内镜下微创治疗。

范大姐：胃溃疡跟不良生活习惯有关吗？

昂　健：长期进食不规律是消化性溃疡的重要诱因，精神因素、生活压力大也不容忽视。

范大姐：胃溃疡、胃癌跟遗传因素有关吗？

昂　健：跟遗传因素有关。如果有胃癌或者胃溃疡家族史，那么发病率会更高。不过这只是一个危险因素，不是直接致病因素。哪些是胃溃疡的直接致病因素呢？以前我们消化界有一句话叫做"无酸无溃疡"，意思是胃酸过多才会发生消化性溃疡，但是现在这个说法已经改变了，目前认为，幽门螺旋杆菌是消化性溃疡的直接致病因素。

范大姐：体检结果显示幽门螺旋杆菌阳性，需要治疗吗？

昂　健：如果有消化性溃疡，而且幽门螺旋杆菌阳性，那么肯定需要治疗。如果病情反复发作，不利于溃疡愈合。如果只是幽门螺旋杆菌感染，而没有明显症状，也没有检查出消化性溃疡，不一定需要治疗。据统计，我国城市居民幽门螺旋杆菌感染率达到 20%，农村居民感染率超过 40%，也就是说，有一小半人口都是幽门螺旋杆菌阳性。如果只是幽门螺旋杆菌携带者，就不一定需要治疗。

范大姐：同桌吃饭的人中有人是幽门螺旋杆菌携带者，是不是其他人也会感染？

昂　健：会。因为幽门螺旋杆菌通常经过唾液传播，大家进餐时筷子夹来夹去，就有可能互相传播。建议实行分餐制，舀到自己碗里再吃，这样就可以阻断幽门螺旋杆菌的传播途径。否则，家里有一个人感染，就可能传播给其他人。

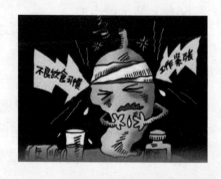

范大姐：怎么检查出消化性溃疡？

昂　健：常见有两种方法，一种是做胃镜。胃镜下可以观察食管、胃、十二指肠球部黏膜；另一种是做细菌学检查，看看有没有幽门螺旋杆菌，或者做病理活检，看看有没有炎症。有的人患心肺疾病，或者年龄比较大，不能耐受胃镜检查，那么可以做钡餐造影，如果有消化性溃疡，也可以检查出来。

范大姐：做胃镜有没有风险？

昂　健：胃镜是一种有创检查，肯定有一定风险，但是有经验的医生会把风险控制在比较小的范围。最主要的风险是可能引起出血，因为胃镜跟胃黏膜直接接触。大概两百分之一的患者可能有出血的危险。还有一个风险就是穿孔，特别是胃本来就有病灶的患者，可能会引起穿孔，发生率大概是五百分之一。另外，有基础性疾病的患者，比如心肺疾病，可能会诱发或者加重病情。胃镜检查时，需要充气把胃撑开，胃会有不适的感觉，当然绝大多数人是可以耐受的，有些人实在不能耐受，可以选择做其他检查。

范大姐：消化性溃疡患者饮食需要注意什么？

昂　健：第一，可以喝牛奶，牛奶对胃黏膜有保护作用。我国居民中有一部分人对乳糖不耐受，所以是否喝牛奶应当根据自己的情况决定；第二，可以多吃富含膳食纤维的蔬菜或者水果，水果富含维生素 C 和果酸，有利于溃疡愈合。另外，酸性物质容易刺激胃，最好不要空腹吃水果；第三，尽量不要喝浓茶、咖啡，还有酒。茶含有茶碱，喝比较淡的茶对胃比较好，如果是浓茶，茶碱过多可能会对胃造成一定的刺激；第四，不要吃太硬的、不容易消化的食物，比如坚果、糯米等。

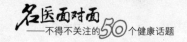

什么样的人适合肝脏移植

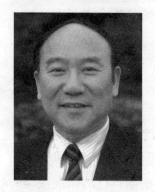

郑树森
中国工程院院士、浙江大学医学院附属第一医院院长、卫生部多器官联合移植研究重点实验室主任、博导

器官移植被称为 21 世纪的"医学巅峰",技术难度最大的是肝脏移植,浙江大学医学院附属第一医院在活体肝脏移植领域可谓是全国顶尖。2010 年 12 月 12 日~17 日,郑树森院士率领浙江大学医学院附属第一医院肝脏移植团队,在印度尼西亚开展了 4 例共 8 台活体肝脏移植手术,里程碑式地实施了印度尼西亚历史上第一例、第二例、第三例成人间活体肝脏移植和雅加达当地首例儿童活体肝脏移植手术,成功救治了 4 名危重终末期肝病患者。那么,什么样的患者适合做肝脏移植,肝脏移植有没有风险呢?

引言

范大姐:肝脏移植手术的难度在哪里?

郑树森:肝脏移植是最难的器官移植,因为肝脏的结构、功能非常复杂,就像是人体的一座化工厂,吃下去的所有食物,都要经过肝脏的分解、合成。肝脏的管道也很多。

范大姐:目前浙江大学医学院附属第一医院肝脏移植手术的成功率大概是多少?

郑树森:成功率是 100%。

范大姐：**是不是每一位终末期肝病患者都可以通过肝脏移植重获健康？**

郑树森：这要看具体情况，如果到了肝癌晚期，癌细胞已经扩散到血管里去了，就不适宜做肝脏移植。肝癌患者是否需要做肝脏移植手术是有标准的。一般来说，肝癌直径<8厘米，血管里面没有转移，其他地方也没有转移，手术都可以做，成功率也很高，这是我国提出的首个被国际移植学界接受的肝癌肝脏移植的国际标准。以前关于肝癌肝脏移植有一个国际米兰标准，规定肝癌直径<5厘米可以做肝脏移植。后来美国又提出一个标准，规定肝癌直径<6.5厘米可以做肝脏移植，算是扩大了一点。如果按照这两个标准，很多人就排除在肝脏移植以外了。全世界40%的肝癌患者在中国，中国人一定要有自己的标准。所以，我们提出把肝癌肝脏移植的标准放宽到肝癌直径<8厘米，如果肝癌直径超过8厘米，就用另外一个指标——甲胎蛋白，即使中分化或高分化肝癌也可以做肝脏移植，从而扩大了我国肝癌肝脏移植的适应证范围。

范大姐：**肝脏移植的肝源是不是特别紧张？**

郑树森：肝脏移植的肝源问题是一个世界性难题。我们采用的办法有两个：一个是活体肝脏移植，比如有血缘关系的父子之间、母女之间；还有丈夫妻子之间，或者有亲属关系如表亲之间进行活体肝脏移植。另一个是采用来自脑死亡患者的肝脏，如交通意外，出事者脑死亡，救不了了，或者心脏有毛病停止跳动了，他们的肝脏还可以用，那么会自愿捐献出来，这是目前世界上解决肝源难题的一个重要途径。

范大姐：**说到活体肝脏移植，捐肝的人有没有什么危险？**

郑树森：这个危险没有想象的那么大。一般来说，捐出肝脏的60%～65%问题不大，自己保留35%～40%的肝脏就足够了。因为肝脏的再生能力非常强，长得非常快，差不多半年左右就可以长到原来一般大小。

范大姐：**我想了解一下，做了肝脏移植手术后的患者和正常人有什么不同？**

郑树森：先跟大家说个真实的病例。在我主刀的肝脏移植患者中，有一位明星患者，他创造了世界器官移植受者运动会男子100米蛙泳世界纪录，并不断在世界器官移植受者运动会上摘金夺银。他叫鲁金祥，因为乙肝肝硬化、大量腹水，于2001接受肝脏移植手术。他现在身体跟正常

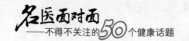

人一样,甚至比正常人还要棒,他每天坚持游泳。当然,区别也有两点,他需要吃药而正常人不需要吃药;另外他容易疲劳需要多休息。

范大姐: 很多人害怕肝脏移植手术,非要熬到肝脏实在不行了,才去做肝脏移植手术。这个手术是不是很可怕?

郑树森: 我觉得这个完全没有必要。实际上,肝脏移植手术跟其他移植手术一样,没有什么可怕的。

范大姐: 怎样才能做到肝病早发现?

郑树森: 现在我们都有每年一次体检,这是非常重要的。通过体检发现的肝脏病变往往还是属于早期。如果不是每年体检,甚至好几年都不体检,等到发现肝脏病变,可能已经是晚期了。所以,常规体检,如做B超、肝功能检查很有必要,工作再忙也要保证每年一次体检。特别是肝病患者,比如乙肝或者丙肝,更应该提高警惕。另外,年龄40岁以上、有乙肝病史的患者要经常做体检,检查肝功能好不好,以及肝脏有没有肿瘤病变。

范大姐: 肝病易感人群有哪些?

郑树森: 长期饮酒的人需要注意,特别是饮酒量比较大的人,要当心肝硬化。

范大姐: 我们平常应该怎样护肝?

郑树森: 我认为,正常肝脏用不着吃药护肝,关键就是每年一次的体检。如果发现肝区不适,或者有乙肝、丙肝病史,就需要经常检查肝功能。同时,有脂肪肝的患者、喜欢酗酒并且饮酒量比较大的人,应当经常体检,一旦发现肝脏有问题就要及时治疗。

你不知道的乙肝

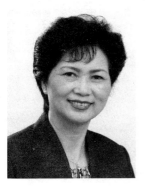

李兰娟
中国工程院院士、传染病诊治国家重点实验室主任、国家内科学(传染病)重点学科学术带头人、浙江大学医学院附属第一医院教授、博导

全球感染乙肝病毒人数为 20 亿人,我国为 6.9 亿人;全球乙肝病毒表面抗原携带者为 3.5 亿人,我国为 9300 万人;全球每年死于乙肝病毒感染引起的疾病人数为 75 万人,我国为 28 万人。经过各方面不懈的努力,我国已经从乙肝高度流行国家(HBsAg 阳性率>8%)变成中度流行国家(HBsAg 阳性率为 7.18%),但仍有 9300 万 HBsAg 阳性者,其中慢性乙肝患者约 2000 万人,每年死于乙肝相关肝病的人数约 28 万人,其中 50% 为原发性肝癌。

彭　瑶: 很多老百姓都谈乙肝色变,其中很大一部分是由于对乙肝不了解造成的。乙肝的传播途径有哪些呢?

李兰娟: 实际上,日常接触,比如握手、一起吃饭等是不会传播乙肝病毒的,它是通过血液、分泌液在破损的皮肤、黏膜感染。有四种传播途径:

(1)血液传播,如输入含有乙肝病毒的血液或血液制品等。

(2)性传播或体液传播。

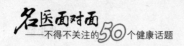

（3）母婴垂直传播，但目前已经可以通过药物阻断，效果显著。

（4）医源性传播，如使用不洁注射器、消毒不严格的内窥镜，以及不卫生的修牙、补牙等。

彤　瑶： 对于普通人来说，肝炎的发病征兆往往不容易发现。乙肝有哪些临床表现？

李兰娟： 一部分患者会出现肝区不适、隐隐作痛，全身倦怠、乏力，食欲减退、恶心、厌油、腹泻等。有时会有低热，严重者可能出现黄疸，应该及时到医院就诊，做肝功能、乙肝三系等检查。如果延误治疗，少数患者会发展成为重症肝炎，表现为肝功能损害急剧加重，直至肝功能衰竭，可伴有肾功能衰竭等多脏器功能损害，患者会出现持续加重的黄疸，少尿、无尿、腹水、意识模糊、谵妄、昏迷。如果出现这些症状，一定要尽快送到医院救治。

彤　瑶： 乙肝可以分为几种类型？

李兰娟： 乙肝的诊断比较复杂，一般分为：

（1）急性乙型肝炎：黄疸型、无黄疸型。

（2）慢性乙型肝炎：分为轻、中、重度。

（3）重症乙型肝炎（肝衰竭）：急性、亚急性、慢性肝衰竭。

彤　瑶： 为了最大限度地挽救重症肝病患者的生命，您从1986年开始创建了人工肝支持系统，什么是人工肝呢？基本原理是什么？

李兰娟： 肝脏对人体是非常重要的，人体蛋白质要肝脏合成，人体解毒主要在肝脏进行。肝脏解毒功能下降后，血液中的毒素急剧增加，严重者出现肝昏迷。人工肝的基本原理是通过一种体外装置，把患者血液中的毒素清除，把患者需要的蛋白质、凝血因子补充进去。通过5～6小时的治疗，一些肝昏迷患者就能苏醒过来。简而言之，人工肝是指暂时在体外替代肝脏功能的装置。

彤　瑶： 人工肝是怎样为患者工作的呢？

李兰娟： 我们在患者身上插一个单针双腔导管，把患者的血液引流出来，将血细胞、血浆分开，把血浆中的毒素通过吸附器清除掉，再把已经变"干净"的血浆和原来的血细胞混合，重新输回人体。还有一种方法适合病情比较严重的患者，就是把患者体内含有毒素的血浆丢弃，然后把含有大量白蛋白、凝血因子的健康血浆跟患者的血细胞混合，输入患者体内。这样一次治疗能够清除患者血液中的毒素,使患者的黄疸指数下降50%。

彤　瑶: *到目前为止,您和您的团队已经做了1500多例人工肝治疗,效果怎么样?*

李兰娟: 人工肝治疗的效果是立竿见影的。如果患者进入昏迷状态,黄疸很深,常规药物治疗无济于事,这种情况下就需要施行人工肝治疗。在没有人工肝治疗之前,乙肝患者病死率高达70%~80%。现在有了人工肝治疗,这些急性、爆发性肝炎的病死率能够从80%下降到20%左右,很多患者被抢救过来。肝脏与肾脏不同,肾衰竭做血液透析需要终身替代,因为肾细胞再生能力比较差,但是肝脏细胞再生能力很强,采用人工肝治疗后,患者肝脏残留的肝细胞可以再生,肝功能就能够恢复。一般来讲,治疗3~5次,患者肝细胞逐渐再生了,肝功能就可以慢慢恢复,不一定再需要人工肝治疗,就可以康复出院。

彤　瑶: *人工肝效果这么好,是不是所有肝病患者都适用呢?*

李兰娟: 不是所有肝炎患者都需要用人工肝治疗,只是那些转变为肝衰竭、重症肝炎的患者需要用人工肝治疗,而且越早越好,早期重症肝炎的好转率能够达到80%以上,中期重症肝炎的好转率是60%左右。晚期重症肝炎由于大面积肝细胞坏死,在肝细胞不能再生的情况下,好转率为20%~30%。也就是说,很多晚期重症肝炎患者还是需要人工肝治疗,人工肝能够帮助患者有效改善症状。病毒引起的重症肝炎,药物、酒精、毒物等引起的肝衰竭,都可以采用人工肝治疗。

彤　瑶: *有人说乙肝是成人才会得的病,跟小孩没有关系,实际情况是这样吗?*

李兰娟: 乙肝预防的重点对象是婴幼儿。在我国,乙肝病毒感染绝大多数始于幼龄期,特别是母婴传播。婴幼儿因缺乏自我保护、皮肤娇嫩易破损,更容易感染乙肝病毒,又由于因免疫功能不完善,更容易转变为慢性肝炎。在幼龄感染者中,90%转变为慢性,而成人感染者中仅5%~10%转变为慢性。所以,抓好新生儿预防免疫,是目前解决乙肝问题的根本办法。

彤　瑶: *母亲是乙肝患者或者乙肝病毒携带者,生出的宝宝健康吗?*

李兰娟: 在我国,母婴传播是乙肝的主要传播途径。患乙肝的女性可

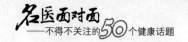

以怀孕生小孩。一般分为四种不同情况：

（1）HBV-DNA 阳性的母亲，孩子出生后立即注射乙肝免疫球蛋白，同时注射乙肝疫苗，越早越好，阻断率为95％左右，应当及时检查是否产生抗体。

（2）HBV-DNA 阴性的母亲，孩子可以只注射乙肝疫苗，保险起见也可以注射乙肝免疫球蛋白。目前对母亲是否注射乙肝免疫球蛋白尚有争议，不作常规推荐。

（3）如果母亲是乙肝病毒携带者，如 HBV- DNA＞105 拷贝/毫升，可以考虑在怀孕5个月后服用拉米夫定、替比夫定、替诺福韦，预防母婴传播。

（4）如果母亲是慢性乙肝患者，可以在充分告知的情况下，选择妊娠B级抗病毒药物如替比夫定、替诺福韦、拉米夫定，进行全程抗病毒治疗。

慢性肾炎，抓住"节点"巧治疗

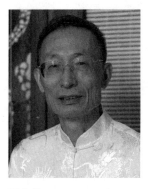

王永钧

杭州市中医院主任中医师、教授、博导、全国老中医药专家学术经验继承指导老师、著名肾病专家

中医学认为，肾是人体水液代谢的重要器官，纳气、生髓、藏精。肾脏具有生成尿液、排泄机体代谢产物的功能，保持机体内环境的相对稳定，维持酸碱平衡，调节血压，因此肾脏的负担很重。肾病不痛不痒，是"沉默"的病，就是由于"沉默"，所以一旦发现，往往为时已晚。中医学强调"治未病"，应当养成良好的生活方式，如低盐饮食、多饮水、适量运动、避免感染等。只要及早发现肾病，就能把握治疗的先机。

范大姐：**肾病分为哪几种？**

王永钧：肾病可以分两个大类：一类是原发性肾小球疾病，是指开始发病时就是肾脏疾病；另一类是继发性肾小球疾病，比如高血压导致高血压性肾病，糖尿病导致糖尿病性肾病，红斑性狼疮导致狼疮性肾炎。原发性肾小球疾病有很多种，最常见的是 IgA 肾病，还有急性肾炎、慢性肾炎、肾功能衰竭、血管病变引起的肾病等。

范大姐：**哪些属于肾脏生病的信号？**

王永钧：最常见的 IgA 肾病，通常在发病 1 年内，40%～50%的患者没有症状。小便检查会发现尿中有红细胞,或者既有红细胞又有蛋白尿。进一步做肾穿刺检查,确定是 IgA 肾病。有个别患者,刚开始找医生检查的时候,肾功能已经不好了,甚至已经有尿毒症了。所以,必须及时检查诊断。我们在临床上发现,小便泡沫多

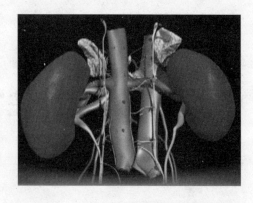

的患者,化验检查会发现蛋白尿。我曾经见过一个病例,患者有过一次血尿,但是他不当回事,过了两天血尿没有了,他认为没事了,就没有去医院检查,实际上,病还留在体内,由于延误了诊治,最终导致尿毒症。还有一些常见症状,比如出现水肿,就应当考虑是不是有肾病;有些血压高的患者需要排查,究竟是单纯的原发性高血压,还是肾病引起的高血压;有的人贫血,需要排查是否为肾功能障碍引起的贫血;有的人经常感觉很疲劳,没有力气,扁桃体炎反复发作,也可能发生急性肾炎。

范大姐:尿路感染会不会演变成肾病?

王永钧:尿路感染也属于肾脏疾病,但是跟我们一般所说的慢性肾炎是两回事。

范大姐:肾病可以分为几期?重要节点是什么?

王永钧:目前就慢性肾病来看,共分为五期,主要根据肾小球滤过率,就是我们平常讲的肾功能的高低来划分。1 期、2 期相对比较轻,最重要的是 3 期,因为 3 期是由轻变重的过渡期,真正到了 4 期发展就很快,5 期需要做血液透析。相对而言,3 期患者通过及时治疗,有一部分患者能够稳定,甚至 3 期变成 2 期也有可能,就不用做血液透析了。所以治疗肾病的重要节点在 3 期。

范大姐:IgA 肾病患者有什么临床特点?

王永钧:IgA 肾病的临床特点:第一是患者年轻,80%是 16～35 岁的人群;第二是发病很隐匿,不容易看出来,患者自己不知道患病了;第三,IgA 肾病好发于黄种人,比如中国、日本、新加坡发病人数就特别多,发病率占全球的 50%左右。

范大姐：慢性肾炎 3 期是关键点，那么怎样治疗才有效呢？

王永钧：我曾经做过一个研究，从 13 家医院搜集了 475 例慢性肾炎患者样本，他们都处于慢性肾炎 3 期。我将其分成三组，分别接受中医、西医、中西医结合治疗。西医组的患者口服苯那普利，这是一种目前比较公认的用于治疗慢性肾炎的有效药物；中医组的患者口服黄芪、当归、太子参、女贞子、汉防己、鬼箭羽等中药组方，具有抗炎、抗纤维化、抗氧化、修复细胞损伤、调脂、抗凝等作用；中西医结合组，就是将中、西医组的药物联合使用。这个研究进行 24 周后，三组患者的病情出现了变化：西医组的 160 人中，11% 的患者从 3 期改善为 1 期或者 2 期，27% 的患者发展成 4 期。中医组的 158 人中，29% 从 3 期改善为 1 期或者 2 期，只有 12% 的患者发展成 4 期。而中西医结合组的 160 人中，27% 的患者从 3 期改善为 1 期或者 2 期，12% 的患者发展成 4 期。从这个研究结果得知，中医组的患者中，从 3 期改善为 1 期或者 2 期最多，不良反应最少，说明中医保护肾功能的效果最好。

范大姐：IgA 肾病患者怎么保护肾脏？

王永钧：得了这个病之后，特别注意不能乱吃药，因为很多药物都要靠肾脏排泄。当然，即使健康的人也不能胡乱吃药，生了肾病的人在药物方面要更加谨慎，比如西药里面的镇痛药，如果超过一定的剂量，就会引起镇痛药肾病。还有治胃痛的吗丁啉，里面含有吗丁啉酸，服用过多，也会引起肾病。中药里也有一些药物可以引发肾病，很多排石的中药，比如排石冲剂，里面含有木通，过量服用会导致肾功能障碍，甚至诱发尿毒症。

范大姐：怎么保护肾脏？

王永钧：第一，要注意劳逸结合，不要太疲劳；第二，在吃药的时候，要注意看药品说明书，了解对肾脏有没有损害，药品说明书一般都注明对肾脏有无副作用，比如写着"肾功能不全者慎用"，或者服药期间的禁忌。一般来讲，慢性肾炎患者要少吃盐，盐吃多了容易导致血压升高，对肾脏不利，所以平时要吃得清淡一点。另外，荤菜不要吃得太多，因为荤菜富含蛋白质，会加重肾脏的负担，小便中往往就会有过多的蛋白质。血压高的人尤其要注意这些方面。

谁让我们与颈腰椎病"早恋"

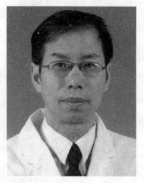

嘉宾

林向进
浙江大学医学院附属第一
医院骨科主任、主任医师、
博导

最近,我们办公室的人经常做一种头部转动的操——米字操。现在颈椎、腰椎不好的人太多了!据说做米字操对长期伏案工作,或者长期对着电脑工作的人,保健颈椎的效果非常好。用头颈部写"米"字的米字操,可以预防颈椎病。米字操的具体做法是:每隔1小时,以头为"笔",通过颈部的转动,在空中写出一个又一个"米"字。

范大姐:**米字操对颈椎到底有没有保健作用?**

林向进:米字操对没有颈椎病的人,可以起到活动颈部肌肉的作用。颈椎病有很多类型,其中有一种类型是交感神经型,交感神经型颈椎病患者做米字操时,交感神经受到压迫,会引起眩晕、头痛,甚至摔倒。所以,并不是每个人都合适做米字操。

范大姐:**颈腰椎病到底是怎么回事?**

林向进:我带来一个颈椎模型,两个椎体之间是椎间盘,两侧有椎动脉,后面是脊髓、神经根。如果椎间盘突出,往后压,就会压迫脊髓、神经根;往两侧压,就会压迫椎动脉,从而产生不同的症状。假如压迫脊髓,严重的可以引起瘫痪；压迫神经根，会引起头痛、头晕、上肢放射性疼痛；压迫交感神经，会引起头晕、眩晕、耳鸣、视野模糊、视力下降、恶心、呕吐；如果向两侧压迫椎动脉，会引起脑供血不足。腰椎也是同样道理，由于后纵韧带比较薄弱，椎间盘容易往后突出，压迫重要的神经、血管，从而产生一系列症状。

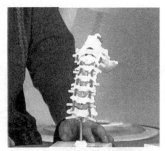

范大姐：*为什么颈腰椎病呈年轻化趋势？*

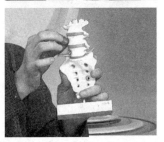

林向进：15％的人有椎间盘突出，这种病在中青年中的比例超过80％，现在发病率还在不断上升，而且逐渐年轻化。我见过的最年轻的颈椎病患者只有 17 岁。为什么颈腰椎病发病率这么高？其实，这跟社会发展、技术进步都有关系。比如，大家每天都对着电脑工作，也不注意换姿势；有些人玩电脑游戏上瘾，几个小时都盯着屏幕。所以，颈腰椎病最常见的职业是秘书、教师、公务员、出租车司机。脊柱除了骨骼支架，还有很多韧带。如果长期不活动，一个劲地坐在那里保持一个姿势不变，就会使脊柱极度疲劳，进而韧带发生损伤，髓核、纤维环发生退行性改变，导致椎间盘突出。

范大姐：*生活中如何预防颈椎病？*

林向进：首先是低头的时间不能太长，超过 1 个小时就一定要活动一下颈部，或者轻柔地按摩一下，拍拍打打也行，目的是放松颈肩部肌肉。运动可以预防颈椎病，比如慢走、游泳、骑自行车。枕头也很有讲究，枕头过高、过软、过低都不好。颈椎有个生理弯曲度，枕头过高会使颈椎过度前屈，枕头过低使颈椎过度后伸，枕头过软不能有效支撑颈椎。所以，枕头的高度以 7～10 厘米为宜，软硬适中。

范大姐：*颈椎病的日常保健有哪些？*

林向进：如果症状比较严重，建议及早看专科医生。如果症状轻微，有时候觉得颈肩酸痛，可以做按摩。颈、肩、背部有很多肌肉、韧带，附着在骨骼上。颈椎病早期就是肌肉、韧带慢性损伤，这时通过推拿、理疗、热敷、按摩，可以缓解症状。如果不加以重视，继续一些不良生活习惯，比如久坐、不运动、坐卧姿势不正，那么症状会越来越严重，引起椎间盘突出，

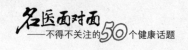

压迫脊髓、血管、神经根，就可能需要牵引、手术治疗了。

> **观众热线**：我在机关工作，20多年来基本上每天都是伏案工作。听说走路能减肥，我就每天走路上下班，连续走了3天，腰就开始痛了。有一天晚上我弯腰洗头，结果一个晚上腰痛得像针扎一样，根本睡不着。随后两天，我刷牙、洗脸，甚至连走路都像受刑一样。这到底是怎么了？
>
> **林向进**：腰椎间盘主要是向后突出。如果弯腰，椎间盘前部的压力增加，于是髓核就往后方挤压，压迫神经根，引发相应的症状。所以，在腰椎间盘突出急性期，应避免弯腰。在过了急性期以后，应当积极锻炼腰背肌肉。腰椎间盘突出患者，需要注意很多日常生活的细节：第一，要坐硬板椅，有些人喜欢坐老板椅，人窝在里面，坐姿很不好；第二，要睡硬板床，可以垫一层薄薄的棉垫；第三，坐、站、睡交替。坐的时间长了要走一走，站的时间长了要躺几分钟。尽量避免坐沙发，现在的家具变得越来越软，人一坐下就缩在那儿，这样对颈椎、腰椎都非常不好。

范大姐：我有个同事，为了防止得颈椎病，就把电脑架在墙壁上，使头可以抬高一点，这样行不行？

林向进：头老是这么抬着、挺着，时间长了也不行。因为长时间固定一个姿势，会导致肌肉紧张，进而就牵拉骨骼、韧带，导致骨刺形成。椎间盘退行性改变主要是疲劳导致的。实际上，每5～10分钟放松一下即可，也用不着做特别剧烈的运动，走动走动、摇摇头、甩甩手都行。

范大姐：日常生活中如何保护腰椎？

林向进：不要坐沙发，不要睡席梦思。体力劳动者应当注意一个姿势不能保持时间太长。如果有腰椎间盘轻度突出，尽量不要弯腰，不要手提重物。

肿瘤防治篇

ZHONGLIU FANGZHI PIAN

预防食管癌：别喝太高、别吃太烫

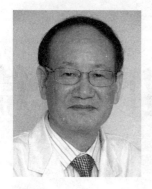

毛伟敏
浙江省肿瘤医院院长、主任医师、博导

　　生活中许多人都喜欢吃烫的食物，冬天涮火锅更是喜欢麻、辣、烫……殊不知，在追求过热、过烫刺激时，食管癌也悄然而至。2010年，浙江省肿瘤医院牵头在仙居县进行食管癌流行病学调查。结果显示，仙居县居民食管癌发病率为25/100000～30/100000，而浙江省其他地区食管癌发病率为10/100000以下。究其原因在于：仙居县居民饮食特点是喜欢喝高度白酒，吃饭时喜欢"趁热吃"，喜欢吃腌制食品。

引言

　　范大姐： 食管癌的发病原因主要有哪些？

　　毛伟敏： 首先是喝酒，尤其是喝高度白酒，酒的度数越高，对食管组织的损害越大。其次是吃饭太快、太烫，这样的饮食习惯非常容易损伤食管组织。食管对温度不敏感，一般来说，40～50℃的食物可能已将食管烫伤，但我们却没有痛感。如果食管反复烫伤，就会发生炎症，进而引起食管细胞癌变。还有就是长期吃腌制食品，久而久之，造成食管细胞损害。

　　范大姐： 食管癌早期有哪些症状？

　　毛伟敏： 食管癌早期症状往往不是很明显。一般来说，干饭咽下去时有哽噎感，已经属于中晚期了。早期症状是偶尔一次吞咽有哽噎感，或者胸骨后有烧灼感,或者有时候胸骨后刺痛。总之,早期发现食管癌还是有点困难的,如果出现上述异常,应该尽早去医院检查。

范大姐：目前治疗食管癌最好的方法是什么？

毛伟敏：民间有许多"偏方",比如油炸活蜘蛛研成粉末;蜂蜜加白糖;甲鱼和龙眼一起烧;鸡蛋、菊花一起烧汤等。这些所谓的偏方,最多只能提供一些营养成分,并不能起到抗癌的作用。目前早期食管癌治疗的最好选择是手术治疗。晚期食管癌过去没有什么很有效的治疗方法,但是最近几年采用化疗、放疗等综合治疗,预后比过去好多了。

观众热线：我的一个朋友,吃东西的时候感觉胸骨后有点痛,有1年多了,于是做了胃镜检查,医生说距门齿26～30厘米处有糜烂,怀疑是食管癌,取了活检。我想问一下,可以确诊为食管癌的概率是多少？

毛伟敏：胃镜检查提示食管有糜烂,应当高度重视,因为食管糜烂、溃疡一般比较少见。一旦出现糜烂或者溃疡,应当怀疑有食管癌的可能。当然,还需要通过其他检查手段如CT、B超做进一步检查,更重要的是得到病理学诊断。既然已经取了活检,就等待活检结果出来后再判断。已经1年多了,时间这么长,如果是炎症,过一段时间总是能好转的。

案例

范大姐：食管癌会不会遗传？

毛伟敏：目前还没有证据表明食管癌有非常大的遗传性,只能说有遗传倾向,并不是说父亲得了食管癌,子女就一定会得食管癌。

32 岁女教师为何患乳腺癌

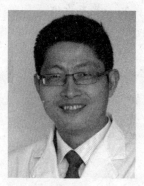

王晓稼
浙江省肿瘤医院化疗中心
乳腺肿瘤内科主任、医学
博士、主任医师、硕导

32 岁的于娟被确诊为乳腺癌。对此,她十分不理解。第一,她没有家族遗传史;第二,她的体质很好;第三,她刚生完孩子,喂了 1 年母乳;第四,乳腺癌患者大多数是 45 岁以上,她只有 32 岁。于娟在网上写日记,记录病中状况,介绍癌症知识,并反思以前的生活方式,让更多的人了解乳腺癌。她写道:"回想 10 年来,甚至没有在 12 点之前睡觉,有的时候甚至通宵熬夜。""长期熬夜等于慢性自杀的说法看来并不夸张。"

引言

范大姐:王医师是怎么看待"长期熬夜"与乳腺癌的关系的?

王晓稼:乳腺癌的发病与熬夜没有什么必然联系。肿瘤发病的原因很复杂,并没有研究证明与熬夜有关。

范大姐:癌症和体质好不好有多大关系?

王晓稼:不能以某一个因素来确定它跟肿瘤是否有关,国外用一种乳腺癌发病模型进行测试,对一部分患者是可以预测的。但是这个模型在我国不一定用得上,因为地域、人种不同,病因不一样,而且每个人的情况也不一样,所以这是一个很复杂的问题。

范大姐：近年来女性乳腺癌发病情况有哪些变化？

王晓稼：据卫生部疾病控制司和中国抗癌协会统计，我国每年约有4万人死于乳腺癌。在我国城市女性中，患者人数以平均每年2%～7%的速度递增。女性30岁以后，乳腺癌的发病率开始上升，高峰年龄段一般为45～55岁。前几年的调查数据显示，我国乳腺癌高发年龄是55岁，2011年更新为50岁，应该说又年轻化了。30岁左右的女性是一个接近高危年龄段的人群。我见过的最年轻的乳腺癌患者不到20岁。乳腺癌发病与月经初潮的年龄有一定关系，月经来得早，风险会高一些。

范大姐：常规体检能够发现乳腺癌吗？

王晓稼：早发现比较容易做到，B超、乳腺钼靶摄影、磁共振都能用于诊断乳腺癌。建议38岁以上的女性每年去医院体检一次。如果有良性肿瘤、乳腺小叶增生等情况，那么需要每半年体检一次。如果自我感觉不好，就要随时去医院检查。

范大姐：乳腺癌与遗传有关系吗？

王晓稼：15%～20%的患者跟遗传有关，还有一些人没有遗传基因，却得了乳腺癌，那么她们的基因可能会逆变带到下一代。我们认为，如果直系亲人有两个患过乳腺癌，或者有一个患过乳腺癌，一个患过卵巢癌，则很可能是遗传性的家族性乳腺癌。

范大姐：女性如何进行乳腺癌自查？

王晓稼：乳房自我检查主要分为三个步骤。步骤一：站在镜子前，双手下垂，仔细观察乳房是否对称，外观是否正常；步骤二：一手置于脑后，一手指腹以螺旋方式按压乳房每一部分，同时检查腋下是否有淋巴结肿大，轻捏乳头，看看是否有分泌物；步骤三：仰卧在床上，在脑后放置一个小枕头，用合拢的右手手指轻压左乳房做小圈按摩，自12点钟位置按顺时针方向检查至原点，至少按摩三圈，然后换左手检查右乳房。乳腺癌自查的最佳时间是月经来潮后9～11天。早期乳腺癌没有明显症状，偶发乳腺硬结，大部分为无痛性，容易让人丧失警惕，延误治疗。如果发现单侧乳头有血性溢液，应当立即就医。还有一种情况，就是乳房肿块不明显，但腋窝发现肿块，也应当立即就医。

范大姐：乳腺小叶增生会癌变吗？

王晓稼：乳腺小叶增生是女性常见病，有演变成囊性乳腺增生的可

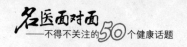

能性,囊性乳腺增生的癌变率为 5% 左右。所以,乳腺小叶增生患者不必紧张,只要正确对待乳腺小叶增生,改变不良生活方式,一般预后良好。

范大姐:**乳腺癌手术能否保乳?**

王晓稼:早期乳腺癌患者可以做保乳手术,不用将乳房全部切除。目前在欧洲有 60%～70% 的乳腺癌患者施行保乳手术,这项技术已经比较成熟。但是近两年欧洲保乳手术的比例略有下降,因为保乳手术后保留的乳腺组织也有可能发生癌变。

肺癌为什么盯上不吸烟女性

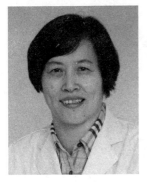

张沂平
浙江省肿瘤医院化疗中心
主任、主任医师

拿着肺癌诊断报告,刚刚50岁的丁女士几乎要晕倒:"我又不吸烟,这种病怎么就轮到我头上了?"在人们的固有认识里,肺癌似乎是男性的专利,但是现实告诉我们,近年来女性肺癌患者的增幅远远高于男性,从2000年到2005年,我国男性肺癌患者的增幅是16.9%,而女性肺癌患者的增幅是38.4%。众所周知,肺癌与吸烟密切相关,而这些女性患者中,超过半数没有吸烟的经历。为什么肺癌会悄悄地向不吸烟女性靠近呢?

范大姐: *肺癌的最大"主凶"是不是吸烟?*

张沂平: 跟吸烟有关。吸烟是19世纪80年代在英国开始流行起来的,当时是一种很时尚的生活方式,很快就流传到欧美国家。结果过了70年,这些国家肺癌发病率急剧上升,就是可能跟吸烟有关。流行病学调查结果表明,与不吸烟人群比较,吸烟人群肺癌的发病率高10~20倍。吸烟是肺癌发病的主要原因,但并不是唯一原因。

范大姐: *为什么不吸烟女性得肺癌的越来越多?*

张沂平: 首先是"二手烟"污染。我国有13亿人口,吸烟的人数在

3亿以上,这是一个非常庞大的群体。前几年北京的一个调查显示,男性吸烟者的比例大约为50%,女性吸烟者的比例接近6%。虽然女性吸烟者不多,但是这几年女性的肺癌发病率上升比较明显,这跟"二手烟"污染有关。因为烟雾中有4000多种化学物质,其中致癌物质有50多种,相比直接抽烟的危害,"二手烟"的危害更大。其次是厨房油烟。中国的传统是女主内男主外,厨房是女性接触比较多的地方。中国人的烹调习惯是放油多,比如油炸,而且炒菜时要把油烧得很旺,甚至冒烟了再下锅。油冒烟的时候会产生很

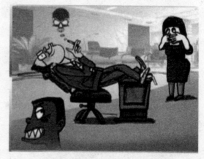

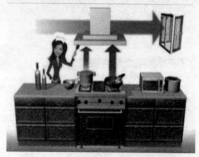

多有毒物质,包括致癌物质,所以厨房油烟也可以引发肺癌。慢性肺部疾病也是危险因素,比如慢性支气管炎、肺结核、慢性肺纤维化等。此外,电离辐射、接触石棉、环境污染、遗传等都是致病因素。

范大姐:肺癌的早期症状是什么?

张沂平:在肺癌早期,很多人没有症状,或者有一些轻微症状,所以往往不会引起重视。一旦出现明显症状,比如咳嗽、痰中带血、胸痛等,说明已经是晚期了。怎样才能发现肺癌的早期症状呢?举个例子,如果有咳嗽、没有痰,经过积极治疗,2个星期后还不见好转,那么就要引起重视,应当去医院拍胸片或者做CT。

再比如,有的人咳嗽伴发热38℃,或者37℃左右的持续低热,用药以后体温正常了,过几天体温又升高了,这可能是肺癌的早期表现。有时可能伴有胸痛,即使轻度胸痛也应当引起重视。

此外,还有一些肺外症状,比如有的患者没有咳嗽、胸闷、气急,但是出现关节疼痛,特别是大关节,这可能是肺癌引起的。所以,肺癌的肺外症状也应当引起重视。

虽然以上这些肺内症状、肺外症状都不太容易发现,但是只要及时到医院检查,一般都能查出来。早期肺癌通过手术和综合治疗,70%以上

的患者能够长期生存。

范大姐：**现代医学治疗肺癌有什么好办法**？

张沂平：一般是根据病情确定治疗方法。Ⅰ期肺癌，一般手术治疗，不需要化疗。Ⅱ、Ⅲ期肺癌，手术后还要做放疗、化疗等综合治疗。目前最热门的是靶向药物治疗，对晚期肺癌疗效很好。

范大姐：**如何预防肺癌**？

张沂平：健康的生活方式最重要。不吸烟、不喝酒，加强锻炼，作息时间有规律，保持心情舒畅；多吃水果和富含维生素 C 的食物，常喝绿茶和牛奶。

一位直肠癌患者存活 20 年的秘诀

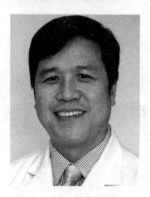

李德川
浙江省肿瘤医院结直肠外
科主任、主任医师、教授

有一位Ⅳ期直肠癌患者,医生建议他做结肠造口,改变排便方式,但是他接受不了。这时医生就跟他说,如果手术 5 年后情况良好,就再次做手术,恢复正常排便方式。事实上,医生当时这么说,只是想让患者配合治疗。然而,奇迹出现了,5 年后,医生给这位患者进行全面检查,发现情况非常好,癌细胞居然消失了,医生就真的给患者再做了一次手术,恢复正常排便方式。

引言

彤 瑶: 肿瘤患者的情绪会影响疗效,这有科学依据吗?

李德川: 我可以给大家讲一个故事,是真人真事,是一个非常神奇的生命奇迹。有个患者得的是直肠癌,已经晚期了,癌细胞扩散了(Ⅳ期)。这就意味着,他只能活 5 年,因为 5 年的生存率几乎是零。而且为了活这 5 年,患者要做手术,做结肠造口,保留肛门,这需要改变排便方式。当时这位患者根本接受不了,他说:我一定要过正常人的生活。医生就跟他讲:这是暂时的,先做一个结肠造口,5 年后,你再来找我,到那个时候我再考虑重新做一次手术,恢复正常排便方式。医生当时也只是想让患者配合治疗,至少可以帮助患者延长生命。这位患者最后配合手术,术后,他满怀着坚定的信念,不灰心,不放弃,一直盼望着5年后返回医院再次手术。5年后,这位患者居然真的来找医生,这样一个晚期直肠癌患者居然活过了5年。医生给他做了全面检查,结果发现,原来扩散的癌细胞全部消失了,这太神奇了!后来听说这位患者又活了15年才寿终正寝。

相反的例子也有一个,曾经有一位肺癌患者,年纪很轻,当时到医院检查的时候,从医生那里知道了真实的病情,情绪变化非常剧烈。实际上,这位患者当时的情况还是非常好的,应该说是完全可以治疗的,并不是很严重,没有到晚期。这个人回家以后,还没来得及回医院办住院手续,不到一个星期就过世了。这两个案例的反差太大了,说明病情发展的确受情绪的影响很大。

现代医学研究已经证实,不良情绪可以导致机体神经内分泌系统紊乱,如果时间长且达到一定强度,就可能导致一系列器质性病变,造成许多脏器功能损害,进而导致免疫功能减退,出现某些疾病,比如消化系统的胃溃疡、十二指肠溃疡,或者一些恶性肿瘤,如肝癌、胃癌、结直肠癌。许多肿瘤都跟不良情绪有一定关系。

彤　瑶：医生和家属之间应该怎样交流?

李德川：医生首先应当向家属了解一些患者的基本情况,如患者的心理承受能力、社会背景、文化背景、家庭背景等。然后,医生可以将患者的病情、医生的治疗计划及预后等情况,如实跟家属交代。

彤　瑶：家属要不要把病情如实告诉患者?

李德川：如果患者得了肿瘤,大多数家属的第一反应是向患者隐瞒病情。事实上,家属因为缺乏专业知识,直接告诉患者实际情况是不合适的,所以应该由医生具体说明病情。医生说有几个好处:一是可以用自己的专业知识使患者信任他;二是医生比较有经验,告知的内容有选择性,既不完全隐瞒,也不全盘托出;三是医生会给患者带来希望,缓解患者的心理压力。

彤　瑶：肿瘤是不是不治之症?

李德川：死亡的肿瘤患者中,有1/3是被吓死的,自己受不了精神打击;还有1/3是由于没有意志力和癌症斗争下去,最后受不了治疗的痛苦而逐渐被癌症打倒;还有1/3是因为的确治疗无效而死亡。其实就现代医学来说,肿瘤虽然难治,但并不是不治之症。肿瘤是一种慢性病,从肿

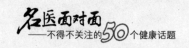

瘤发生到肿瘤被发现,一般会持续4年以上,在这么长的时间里,肿瘤的发生、发展是可逆的,有的可能变成恶性,有的可能重新变成良性。如果掌握了一定的医学知识,完全可以早期发现。如果早期发现,则有90%以上的肿瘤是可以治愈的。

彤　瑶:中医学怎么诠释情绪对身体的影响?

李德川:中医学认为,喜伤心,怒伤肝,思伤脾,悲伤肺,恐伤肾。

情志养生篇

QINGZHI YANGSHENG PIAN

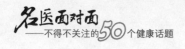

这个春天不抑郁

嘉宾

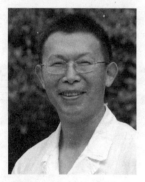

谭忠林
杭州市第七人民医院精神
科主任、副主任医师、医学
博士

春季是精神疾病尤其是抑郁症的高发期。民间素有"菜花黄，呆子忙"的说法，说的是春暖花开的季节，精神疾病患者往往会做出许多出人意料的事情。比如有的患者情绪低落，有的患者离家出走，有的患者跳楼、跳河自杀。春天有抑郁情绪很正常，只要不是非常大的情绪波动，就不是很要紧。不过，如果抑郁时间持续较长，影响正常生活和工作，就应当引起重视。

范大姐：**为什么春天特别容易让人抑郁？**

谭忠林：春天气温不稳定，温差变化大，而人是一种恒温动物，人体的体温调节中枢会自动调整，以适应外界环境的变化。而体温调节中枢与情绪调节中枢距离很近，位于大脑的同一个部位，当体温调节中枢过度劳累、负荷太重时，就会影响情绪调节中枢的正常工作。

范大姐：**普通人能分辨出来抑郁症患者吗？**

谭忠林：抑郁症会影响生活的各个方面，包括表情、说话、活动、人际交往等。抑郁症最典型的特征是情绪低落、兴趣减退，对生活没有愉快的感觉，人际关系疏远，总觉得自己特别孤单。抑郁症患者中大约20%会有自杀意念。

范大姐： **应该怎样对待有自杀倾向的抑郁症患者？**

谭忠林：一般而言，抑郁症患者在出现自杀行为之前，通常有一个矛盾期，而在矛盾期通常会有言语的表示，也可能会写遗书，安排后事，这些都是发现抑郁症患者有自杀意念的线索。发现这些线索后，要及时了解患者的真实想法，如果患者确实存在这个风险，那么就要24小时监护，并且寻求专业人员的帮助，我们的心理危机热线就是为了帮助处于这个矛盾期的人而设立的。对于处于矛盾期的患者，身边的家人、朋友应该给予更多的关爱。

观众热线： 我有个侄女刚刚考上大学，入学后进行军训，但是训练时手脚动作总是不协调，老是被教官批评，还说因为她影响了整个班级的成绩，于是她偷偷地跑到某商场跳楼自杀了。

谭忠林：从这个例子来看，我们知道这位姑娘处在刚进入大学，正在军训期间，这实际上是从高中到大学的重大变化时期，也是一个重大的适应时期。军训教官的批评只是一个导火线，实际上，在大一新生中，有抑郁、焦虑等情绪问题的学生比较多，这个事件的发生应该是抑郁、焦虑情绪长期郁积的结果。

案例

范大姐： **为什么女性比男性更容易患抑郁症？**

谭忠林：从患病率来说，抑郁症患者中女性是男性的2倍。这可能跟神经内分泌因素有关。另外，有的时候，女性考虑问题往往不够豁达，容易钻牛角尖。

范大姐： **怎样区分神经性抑郁和内源性抑郁？**

谭忠林：简单地说，神经性抑郁与性格的关系更明显，性格特点更突出，《红楼梦》中的林黛玉就属于这种类型的抑郁，通过林黛玉抒发心境的两句诗"焦首朝朝还暮暮，煎心日日复年年"可以看出，她感觉自己每一天都在受煎熬。而内源性抑郁没有明显外部原因，个性比较完善，与体内生物学因素的变化有关。比如有的患者事业有成、家庭和睦、经济宽裕，但是不知道什么原因，一下子心情就特别糟糕，这可能是体内发生

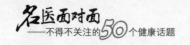

了某些生物学变化,而这些变化使心理状态失去平衡。

范大姐:性格可以改变吗?

谭忠林:从心理学角度看,性格是可以改变的。实际上,一个人从出生到成年再到老年,性格是在不断完善和改变的。如果认为自己的性格太内向,想要改变,当然是可以的,可以从内向变得靠近外向一些,或者变得均衡一些。性格是由一系列行为表现组成的,要想改变性格,可以先从改变行为着手。比如林黛玉这种性格的人,可以多跟她聊聊天,带她参加集体活动,而不是陪着她抑郁,欣赏这种病态美,甚至刺激她。

范大姐:抑郁症也有周期性,是不是不治疗也会好?

谭忠林:情绪跟天气、环境有一定关系。如果不治疗,抑郁情绪随着时间的推移,也会慢慢地缓解,但是相对于治疗而言,恢复的时间肯定更长。抑郁症的周期一般是4~6个月。

范大姐:抑郁症会不会遗传?

谭忠林:抑郁症的病因包括三个方面:一是生物学因素,包括遗传、内分泌;二是心理学因素,包括个性特点、家庭环境;三是社会学因素,包括生活事件、遭遇的一些打击。

观众热线:我失眠有10年了,我知道是生活压力太大造成的,刚开始几年也看过医生,但是一停药就会失眠。请问我这种情况是不是抑郁症?

谭忠林:晚上睡不着觉,白天精神状态肯定不好,很焦虑,那么第二天晚上又会睡不着觉,形成一种恶性循环。焦虑引起的失眠包括入睡困难、早醒、睡眠时间短。实际上,根本原因还是抑郁症,失眠只是抑郁症的表现之一。这类患者如果单纯针对失眠进行治疗,效果肯定不太理想,需要针对抑郁症做一个全面系统的治疗。首先应当接受相应的专业评估,看患者的情绪怎么样。像这种情况,不能简单地认为睡不着觉不要紧,失眠可能会带来一系列问题。

案例

范大姐:有什么办法可以自测抑郁症吗?

谭忠林:通过下列自测题可以初步判断是否存在抑郁症表现:

(1) 我觉得闷闷不乐,情绪低沉。

(2) 我觉得一天之中,晚上或中午最好。

(3) 我经常想哭。

(4) 我晚上睡眠不好。

(5) 我的饮食比平时减少。

(6) 我对异性的兴趣减退。

(7) 我发觉体重在下降。

(8) 我有便秘的苦恼。

(9) 我的心跳比平常快。

(10) 我无缘无故地感到疲乏。

(11) 我感到头脑糊涂。

(12) 我觉得做事费力。

(13) 我觉得不安,平静不下来。

(14) 我感到没有前途。

(15) 我比平常容易生气、激动。

(16) 我难以做出决定。

(17) 我感到自己没有什么用处。

(18) 我觉得生活没有意义。

(19) 我认为如果我死了别人会生活得好些。

(20) 我平常感兴趣的事,现在不感兴趣。

1分——没有;2分——小部分时间有;3分——相当多时间是这样想的;4分——绝大部分或全部时间都这么认为。把得分加起来,得出一个总分。

53～62分:轻度抑郁症表现。

63～72分:中度抑郁症表现。

72分以上:重度抑郁症表现。

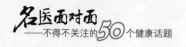
睡不着觉怎么办

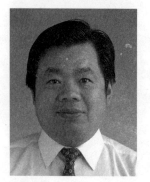

谢 健
杭州市第一人民医院临床
心理科主任、主任医师

有人把"吃饭、工作、睡觉"比喻为人生的三大任务，从某种意义上来说这并不为过。人的一生有1/3的时间是在睡眠中度过的，借用演员小沈阳的话来说："眼睛一闭一睁，一天过去了……"然而，在现实生活中，并不是每个人都是眼睛一闭就能睡到天亮，许多人常常被"睡眠"困扰着。据调查，杭州市有70%的成年人有睡眠障碍。

范大姐： 睡眠障碍是不是指睡不着觉？

谢 健： 睡眠障碍包括以下几种情况：一是入睡困难；二是早醒；三是睡眠表浅；四是睡眠过程中，醒后不能再入睡；五是多梦；六是睡得过多；最后一种情况是第二天主观上感觉对睡眠不满意，这叫做对睡眠的主观不满意。这几种情况有的是独立存在的，有的是互相交叉共存的。

范大姐： 影响睡眠的最大原因是什么？

谢 健： 首先，凡是影响躯体功能、给躯体带来痛苦的疾患都会引起睡眠障碍；第二是心理方面的问题；第三是短暂性、一过性睡眠障碍，比如在某一段时间，工作、学习或者生活方面有点麻烦事情或有不满意的地方，或者换了一个环境，换了一个物品、器具等，都可能引起一过性睡眠障碍,这是短暂性的;还有一种情况就是失眠症,一般每周至少有3天睡不好。如果一周有3天时间睡不好,持续1个月的时间,并且排除躯体、精神因素,或者短暂性睡眠障碍等因素,那么就应当考虑失眠症。

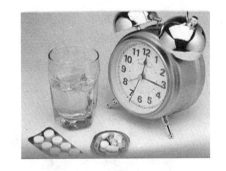

观众热线:我失眠已经很多年,一直吃中药,吃中药的时候情况稍微好一点,如果不吃中药,几乎每天都睡不着觉,有时持续一个星期。如果吃安眠药,也就能睡4个小时,药效过了就马上又醒了,特别难受。每天到下午的时候,感觉眼皮很重,真的要睡却又睡不着。以前我住在铁路边,以为是火车的声音干扰,就换到别的地方去住,但是我还是睡不着觉。这种情况应该怎么办?

谢 健:这是一种严重睡眠障碍,叫做顽固性睡眠障碍,需要就医。如果服用中药有效,而且中药里面没有加安眠药,我觉得不妨继续服用。如果还是觉得睡眠不好,我建议去医院治疗。不要自己随意服药,尤其是不能随意服用安眠药。

案例

范大姐:长期睡眠不好会对身体造成哪些伤害?

谢 健:第一,如果睡不好觉,第二天就没法进行正常的工作和生活;第二,可能会导致疾病,比如高血压、糖尿病等,这些慢性病都可能跟睡眠不好有关;第三,可能会带来一些心理方面的问题,比如长期睡眠不好可能会得抑郁症、焦虑症等;第四,可能引起免疫力下降,容易发生感染、肿瘤;第五,睡眠不好容易衰老。

范大姐:数数字、喝牛奶、服安眠药有助于睡眠吗?

谢 健:数数字的效果因人而异,对自己有用就采用,没用就放弃。有的人喝了牛奶以后夜里尿多,影响睡眠,那么就不喝。有的人练瑜伽或者练气功,还有的人冥想、静思等有助于睡眠,都是可以借鉴的。此外,还可以用安眠枕、戴眼罩等辅助手段。如果这些办法都用过了,仍然无效怎么办?那么还有最后一招,就是服安眠药。关于服安眠药这个问题有一种

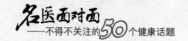
说法，就是安眠药不能吃，副作用几乎等同于吃毒药，吃了以后会成瘾，甚至会患老年痴呆症。其实不然，与睡不着觉对身体的危害相比，安眠药的危害是微不足道的，不过前提是安眠药一定要在医生指导下规范服用，从而保证安眠药安全、有效。

> **观众热线：** 我一般是晚上八九点钟睡觉，睡到凌晨两三点钟就醒来，中间有两三个小时睡不着，到早晨六七点钟又能睡着，这样持续大约半年时间了。我现在服用一种益脑胶囊，情况稍微好转一点。请问怎样才能改善睡眠状况？
>
> **谢　健：** 要想睡得香，首先要有一个好的睡眠习惯，就是要按时睡觉，按时起床。九点睡觉对于成年人来讲，似乎早了一点，如果推迟两个小时睡觉，或许情况会有所改善，我建议还是保持按时睡觉的习惯。另外，中途醒两三个小时，睡不着，这段时间是挺难熬的，应当做一些针对性的处理。
>
> **案例**

七情入五脏，健康化五气

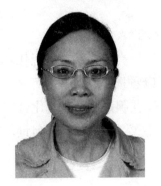

汤 军
浙江省中医院预防保健科
科长、主任中医师

长期不良情绪的积累，会让没有病的人生出病来，《黄帝内经》指出："恬淡虚无，真气从之，精神内守，病安从来？"精神养生是指通过怡养心神、调畅情志、调剂生活等方式，从而达到保养身体、减少疾病、增进健康、延年益寿的目的。春天，人容易出现情绪低谷，主要表现为抑郁、烦躁、易怒，所以谈到春季养生，首先要给情绪排毒，调养情志。

彤 瑶： 什么是精神养生？

汤 军： 我们说的精神养生，中医学称为情志养生。中医学有一个理论叫做七情致病论。七情指的是喜、怒、忧、思、悲、恐、惊。《黄帝内经·素问·阴阳应象大论》中说，五脏化五气，然后再生喜、怒、忧、思、悲、恐、惊。这七情里面"忧"、"思"是一个意思，"恐"、"惊"是一个意思，分别对应一个脏器。七情过度可以伤五脏。比如说有的人比较容易发怒，一生气就面红耳赤，甚至昏过去，这叫做"怒伤肝"；有的人高兴过度，心脏病突然就发作了，这叫做"喜伤心"；如果思虑过度，不想吃饭，诸如相思、多愁善感，这叫做"思伤脾"；如果悲伤过度，号啕大哭，觉得胸闷、气喘，这叫做"悲伤肺"；如果受到惊吓，导致大小便失禁，这叫做"恐伤肾"。

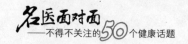

彤　瑶：七情致病，也就是说长期积累不良情绪，会让没有病的人生出病来？

汤　军：当然。大家都知道林黛玉、梁山伯、周瑜、牛皋是怎么死的。林黛玉可以说是长期抑郁而死；周瑜是发出"既生瑜何生亮"的感叹后活活被气死的；梁山伯是有爱不能成，悲伤吐血，化蛹成蝶；牛皋抓住了老对头金兀术，乐极生悲，大笑而亡。可以说这四个人的死，都是跟情志致病有关。虽然他们都是小说或者民间传说中的人物，但是都有一定的根据。民间还流传着这样一句俗话——"做不死，气要被气死"，也同样是这个道理。《黄帝内经》指出："恬淡虚无，真气从之，精神内守，病安从来？"也就是说，如果精神养生养得好，就不易生病，如果精神养生养不好，就要生病。

彤　瑶：现代医学对七情致病又是怎样看的呢？

汤　军：现代医学对七情致病的看法与中医学是高度一致的。现代医学研究表明，60%的疾病是可以预防的，而可以预防的60%的疾病中，又有一半是由精神情志因素引起的。比如胃癌、乳腺癌，还有消化性溃疡、哮喘，甚至牙痛，跟情绪都有很大关系。现代医学有一个专业名词叫"心身疾病"，"心"就是指情绪。

彤　瑶：春天为什么容易出现情绪低谷？

汤　军：中医学认为，春天对应的脏器是肝脏，"春气通于肝"，这个"肝"不仅仅指西医解剖学的肝脏。平时老百姓有这样一句话："这个人火气那么大"，不是说这个人"心火旺"，也不是说这个人"大脑火旺"，而是说这个人"肝火旺"。所以，中医学所指的"肝"，既包括现代医学的肝，也包括情绪活动，还包括一些神经内分泌活动。

中医学认为，人的精神活动跟肝脏有关，所以春天的时候，保养情绪非常重要。比如一下子暴怒了，就可能发生心肌梗死；一下子肝火上来了，就可能发生脑卒中(中风)。还有一些不良影响是慢性的，一下子看不出来，但是时间久了，就会导致很多疾病。

彤　瑶：春天容易出现哪些不良情绪？

汤　军：首先是抑郁。抑郁跟情绪低落有关，是肝气郁结导致的。肝气最容易郁结，气机不畅。中医学认为，春天是生发的季节，肝气疏通了才会生发。其次就是容易烦躁。春天的时候肝阳容易上亢，所以情绪容易烦躁。肝阳再进一步上亢就变成肝火了,如果肝火上炎,就会变成愤怒、急躁这些情绪。

彤　瑶："春困"是不是也是一种消极不良情绪呢?

汤　军："春困"不是睡眠不足,也不是病态,而是一种生理反应。春天天气慢慢暖和起来,血液需要重新分配,大脑可能有点缺氧,所以导致"春困"。可以这么说,不是因为情绪低落才引起"春困",而是低落的情绪会加重"春困"。

彤　瑶：有一种性格叫做"癌症性格",不知道这个说法有没有理论依据?

汤　军：是有这个说法。有的人容易悲伤,容易抑郁,但他不是把火发泄出来,而是闷在自己的心里,这就是一种"癌症性格"。如果这个人性格非常急躁,有事情马上就发火,觉得每一秒都有一种紧迫感,这就是一种"冠心病性格"。

彤　瑶：由情绪引发的疾病,也可以通过情志养生进行调治,真的会有效吗?

汤　军：《范进中举》中的范进是一个穷秀才,受他老丈人的欺压已经很多年。等到真的中举了,官府来报喜的时候,他太高兴了,乐极生悲,得了"失心疯"。后来是怎么治疗的呢?有一个人颇通医理,就想了一个办法,跟范进的老丈人说:"你打他一巴掌,他肯定能醒过来。"因为范进平生最怕的就是老丈人,结果他丈人就壮着胆子打了他一巴掌,果然把这个举人老爷给打醒了。这就是中医学的以情胜情法。五脏配七情,喜伤的是心,恐伤的是肾。心属火,肾属水,水能克火,也就是说,恐可以战胜喜。所以,老丈人的一巴掌就把范进的"失心疯"给打好了,刚好维持了情志平衡。这个以情胜情法现代医学称之为情绪转移法。

彤　瑶：可以通过哪些方法做到情志养生?

汤　军：情志养生的原则就是8个字:清心静神、怡养情志。清心静神就是要淡泊名利,无欲无求。这又可以分为12个字:少私寡欲、抑目静耳、养心敛思。意思是眼不见心不烦,不要过多地受外界刺激的影响。特别是我们现代人,应当看轻名利欲望,这样情志养生就成功了一大半。还有就是在学习、工作之余,可以学习琴棋书画等,怡养心情。

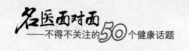

彤　瑶：**哪些运动可以调养情志？**

汤　军：太极拳和气功，特别是静功，能够使精神高度放松。还有一个我非常推崇，就是瑜伽，瑜伽跟气功、太极拳有殊途同归之处，也能很好地放松心情。

大家学生时期都有参加学校组织的春游的经历，这其实也大有讲究。古时以农历二月二为踏青节，千百年来，踏青逐渐成为一种仪式，仿佛只有举行了这种仪式，才真正拥有了春天。从生理学角度看，踏青最有利于人体健康。春天阳气上升，树林中、田野里、河边、湖畔，空气清新，饱含负氧离子，经常出去散步，与大自然融为一体，最有利于吐故纳新，可以使人心肺受益，精神大振，有消除疲劳、防止"春困"、调节情志等作用。

彤　瑶：**除了春游，还有什么情绪排毒的方法？**

汤　军：可以利用业余时间交交朋友、听听音乐、做做家务，这些都是行之有效的情绪放松方式。

性情大变的老年人试试"画钟"

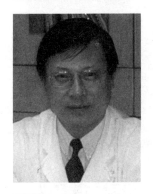

于恩彦
浙江省人民医院党委书记、
副院长、主任医师、教授

在儿孙眼里,67岁的董大爷是个和蔼可亲的老人。然而,近来他仿佛变了一个人。自己放的东西总是找不到,还怀疑被别人拿了;有时自己做的事情,做了一半就忘了;上街买菜,挺简单的账都算不清楚;走在路上,明明是老熟人,却叫不出对方的名字;对儿孙的感情也越来越淡漠。在家人的陪伴下,董大爷去了医院,医生诊断董大爷患了老年痴呆症。

引言

彤 瑶: *老年痴呆症有哪些症状?*

于恩彦: 所谓老年痴呆症,是发生在老年期及老年前期的一种原发性退行性脑病,是一种持续性高级神经功能活动障碍,即在没有意识障碍的状态下,记忆思维、分析判断、视空间辨认、情绪等方面的障碍。老年痴呆症在65岁以上人群中的发病率达10%,并有逐年上升的趋势。老年痴呆症根据

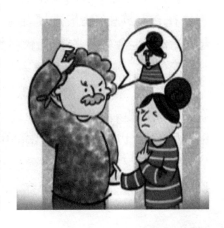

病情轻重可分为轻度、中度、重度三个等级，每个等级症状不同。老年痴呆症的主要表现为近记忆减退，就是说眼前的事情很容易忘记，想不起来，这是一个非常突出的症状。在轻度阶段，社会功能没有明显损害，也就是说原来曾经学过的技能、知识还可以使用，但是接受新信息的能力大大减退，如果不仔细观察，往往不容易分辨。而到中度阶段，除了近记忆减退外，远记忆也减退了。所谓远记忆减退，就是说两个月以前的事情、两年前的事情，甚至孩提时的事情都遗忘、失忆了。除此之外，还可能出现思维、情感、行为、性格方面的明显变化。一旦进入重度阶段，就是老年痴呆症晚期，患者的整个记忆都没有了，甚至连自己都不认识，这时语言功能也丧失了，这是非常可怜的一种境况。

观众热线：我今年 30 岁，昨天的事今天就想不起来，我想问问，这种情况跟老年痴呆症有关吗？

于恩彦：对于这种情况，应该看看最近有没有发生什么突然的事件，假如最近生活正常，工作也很正常，突然出现这个问题，就需要查找一下病因，看看有没有疾病存在。假如没有受到外来干扰，大脑也没有受伤，又没有其他躯体疾病，可能跟精神、心理关系比较大，目前还不能诊断为老年痴呆症。

彤　瑶：**老年痴呆症的发病规律是什么**？

于恩彦：老年痴呆症一般发生在老年期及老年前期，基本上是 65 岁以后（含 65 岁）。老年前期型在 50 岁左右就可以发病，在老年前期发病的患者往往有家族史，病情进展往往是不可逆的。一般情况下，病程为2～8年，2～8 年生命就要终结了，大多数老年痴呆症患者都是这样。

彤　瑶：**哪些人容易得老年痴呆症**？

于恩彦：第一，年龄越大患病的风险越高；第二，跟家族遗传史有关，有家族遗传史者，发病率大约是无家族遗传史者的 2 倍；第三，跟某些基因缺陷有关。以上三个是肯定的因素。还有一些其他因素，比如文盲或者受教育水平很低的人，大脑受过外伤或者患脑动脉硬化、高血压、心血管疾病的患者，以及患过抑郁症、得过糖尿病、甲状腺功能出现问题者，这些人都容易患老年痴呆症。除此之外，还有高龄产妇所生的孩子。高龄产妇是指 40 周岁以后的产妇。

彤　瑶：*如何预防老年痴呆症？*

于恩彦：老年痴呆症在治疗上还没有彻底根除的办法，所以预防非常重要。首先，应该保护好大脑，防止脑动脉硬化，防止脑外伤，控制好血压、血糖、血脂；第二，坚持学习，使大脑保持兴奋状态，大脑退化的进程就会变慢；第三，坚持锻炼，还要多动手。俗话说"心灵手巧"，"十指连心"，说明手指的功能非常重要，经常活动手指，有利于维持大脑功能。还要注意饮食，坚持低盐、低糖饮食，经常吃蔬菜、水果、鱼类等食品。除了科学饮食，还要保持一个良好的心态，精神状态很重要。保持良好的心态包括

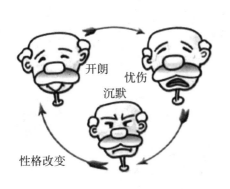

开朗　忧伤
沉默
性格改变

很多方面，作为一个家庭成员，家庭和睦非常重要；在单位工作，跟同事的关系融洽非常重要。此外，作为一个社会人，还要经常参加一些社会活动，不要把自己孤立起来。

彤　瑶：*如何筛查老年痴呆症？*

于恩彦：筛查的方法很简单，分为四步。首先让老年人在纸上画个圈；然后让他在圆圈内标出各钟点的点位；第三步，将时间准确标在各点位上；最后在圈上标出 8 点 20 分。以上四个项目错一项扣 1 分。如果得了 3 分，就预示着可能有轻度老年痴呆症；如果是 2 分，就意味着认知功能损害，已经达到中度阶段；如果是 1

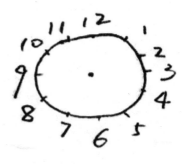

分或者 0 分，那么已经是重度阶段。在临床实践中，这个方法测试的敏感性和特异性能达到 85% 左右，是目前门诊筛查老年痴呆症的常用方法。

彤　瑶：*哪些活动和生活习惯有助于健脑？*

于恩彦：我认为老年人打麻将对预防老年痴呆症有好处。打麻将时，手指在不停地洗牌、摸牌、码牌，再加上身体的一些动作，手指完成这

些精细动作有利于健脑。此外,打麻将对智力要求很高,需要动脑。所以,打麻将时手脑并用,对预防老年痴呆症有帮助。但是老年人打麻将必须注意一点,不要坐的时间太长,要多出来活动。此外,喝茶、喝咖啡、晒太阳,这些对预防老年痴呆症都有效。

四季养生篇
SIJI YANGSHENG PIAN

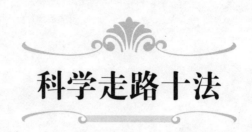
科学走路十法

嘉宾

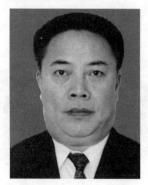

赵荣福
杭州市体育局党委书记、局长、杭州杨氏太极研究会会长、著名民间体育推广人

普通的走路方法能够消耗热量、舒筋活血，但是上肢运动不够，内脏活动不够。科学走路十法采用各种手段，让上肢动起来，让内脏动起来，让走路更科学，更有健身效果。科学走路十法分别为：高抬贵手摆臂走、平举双手昂首走、一捏一放快步走、扭着屁股一字走、上拍后拍数着走、深蹲前冲大步走、抚肩拍臀顾盼走、太极猫步十字走、踮起脚尖倒着走、收势放松圆满走。

引言

第一种：高抬贵手摆臂走

就是在常规步行走路的基础上，把双臂摆动起来，以摆臂高过头顶为最佳。"高抬贵手摆臂走"的主要功效：一是使心肺功能增强；二是使机体新陈代谢加快；三是消耗大量热能，特别是对浸润在内脏的脂肪有消融和清除作用；四是舒畅心情，达到内外兼修的效果。

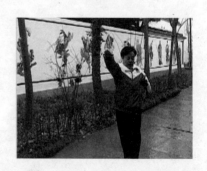

赵荣福："高抬贵手摆臂走"是科学走路十法中运动量比较大的一种。为什么手臂要抬高并且摆动呢?因为通常走路只是下肢运动,缺少上肢运动,而采用科学走路法时,两手大幅度摆动,内脏就会随之摆动,全身(包括内脏)血液循环就会加快,运动量就会增加,效果也就明显增强。

第二种:平举双手昂首走

就是在走路时平举双手昂首阔步。头、胸、腰尽量挺直,抬头、挺胸、提臀、收腹,双眼平视前方;两手掌心朝上,双臂尽量向身体两侧伸展。"平举双手昂首走"的主要功效:一是改善和修复各种脊柱疾病;二是改善粘连性肩周炎的症状;三是有利于增强机体活力,祛除病痛。

赵荣福:这种走路法对整个人体的上身要求比较高,目的是保持脊柱垂直。当双手一抬起,一昂首,整个人的身体就会往前压,脊柱也就伸直了,使脊柱的后纵韧带得到休息,而左侧韧带、右侧韧带和前纵韧带紧张,使脊柱供血增加。

第三种:一捏一放快步走

在步行运动锻炼中,双手随着两臂摆动,一捏一放,左右交替反复进行。"一捏一放快步走"的主要功效:一是改变长时间垂手走路造成的手部肿胀;二是加快前臂血液循环,改善网球肘、十指麻木、无力酸痛等症状;三是增加肺活量,使趾关节、踝关节、膝关节、髋关节灵活、协调。如果坚持不懈地锻炼,能使人充满活力,达到轻巧如燕、行走如风的效果。

赵荣福:通过双手一捏一放的动作,手部血液循环就会加快,更重要的是,在这一捏一放之中,中指指尖可以按压掌心的劳宫穴,相当于按摩心包经,起到强心作用。

第四种:扭着屁股一字走

与模特儿走"猫步"差不多,根据上下相随、内外兼修的原理,放松全身,扭臂摆腰松胯。"扭着屁股一字走"的主要功效:一是改变习惯单边行走,或者外八字行走造成的关节磨损,通过内八字锻炼,平衡关节磨损;二是对消化不良、排便不畅有改善作用。

赵荣福:扭着屁股一字走,一定要全身放松,因为放松才能扭动起来,虽然姿势比较滑稽可笑,但是不必在乎,"我走我的,我健我的,让人家说去吧"。特别是对于消化不良的人,这样走路非常有效,因为一会儿扭向左,一会儿扭向右,可以促进胃肠蠕动。

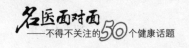
第五种:上拍后拍数着走

就是走路运动中,两手在头顶拍一下,在背后拍一下。每拍一下都要拍响,上拍时拍过头顶。"上拍后拍数着走"的主要功效:一是有利于改善腰肌劳损、椎间盘突出症状;二是舒筋活血;三是增加肺活量和血氧饱和度,促进全身血液循环。

赵荣福: 上拍后拍拍多少下呢?一般拍200～300下就可以了。当然也要因人而异,有些人体力不是太好,那么拍50下也行,然后慢慢增加。上拍后拍一定要用空心掌,用实心掌拍没有效果,因为只有用空心掌拍通过空气媒介的震动,才能使血液流动加快。有些人问,手举不到头顶怎么办?可以先慢慢地在前面举,然后再往后面举。

第六种:深蹲前冲大步走

就是在走路运动中压低身姿,深蹲、前冲、大步走。大步走的运动量和运动强度都很大,注意用踝关节的力量,特别是前腿跨大步时,后腿和脚掌支撑全身的重量,并用力推进。"深蹲前冲大步走"的主要功效:一是有利于增加肺活量,增强心肌收缩力;二是有助于增强腿部肌肉紧张度;三是增强膝关节、踝关节抗压拉伸能力;四是促进新陈代谢;五是增强整体活力。

赵荣福: 老年人深蹲时不要蹲得太深,幅度不要太大,量力而行,能蹲多深就蹲多深,感觉有一点累了就休息,不求一天走了多少里路。这是科学走路十法中最累的一种,也是消耗热量最多的一种。

第七种:抚肩拍臀顾盼走

两手交替进行抚肩、拍臀动作,头朝抚肩的手的相反方向转动,左顾右盼。注意抚肩的手要重,拍臀的手要轻。"抚肩拍臀顾盼走"的主要功效:一是舒筋活血、强肾固本;二是有利于改善肩部酸痛,特别是粘连性肩周炎、肩颈酸胀、腰背酸痛等症状。

赵荣福: "抚肩拍臀"中的肩是指肩颈,臀是指肾脏的后面,叫做命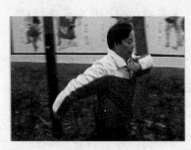门。为什么行走的时候要拍一下呢?一是使上肢运动最大化;二是中医学认为"通则不痛,不通则痛",拍一下可以震动经络穴位,使气血流畅。有的人说,我不痛还去拍它干什么呢?这叫做流水不腐,户枢不蠹,拍了以后,气血会更加流畅。哪里酸痛拍哪里,比如肘关节酸痛就拍肘关节,三角肌酸痛就拍三角肌。

第八种:太极猫步十字走

这是根据太极拳松柔轻灵、猫步无声的动作设计的,看上去还有点像扭秧歌。"太极猫步十字走"的主要功效:一是锻炼脚掌、踝关节、膝关节、髋关节的承重能力和柔韧性;二是有利于身体平衡的锻炼;三是增强下肢肌肉的力量。

赵荣福:"太极猫步十字走"对女性塑身,对老年人锻炼身体协调平衡能力都有好处。使用此法健身、减肥两不误,能在很小的范围内锻炼身体,即使下雨天在家里也可以做。

第九种:踮起脚尖倒着走

这是人类习惯往前行走的反转,使大腿带动小腿的习惯性动作变成小腿带动大腿,使所有与行走有关的肌肉群作用方向相反。"踮起脚尖倒着走"的主要功效:一是改善腰椎间盘突出、颈椎间盘突出症状;二是锻炼大脑平衡系统,增强反应灵敏性,还能防止老年痴呆症、老年性脑萎缩、老年性身体平衡障碍等;三是增强小腿肌肉的力量。

赵荣福:从中医学角度看,倒着走属于平衡法。人类习惯于往前行走,长此以往,骨骼、肌肉都会劳损,而反方向行走,可以使骨骼、肌肉得到平衡,恢复功能。倒着走时,双手需要护着后脑,双手往上提,肩胛骨往里压,颈椎必然伸直,对颈椎、腰椎都有好处。踮起脚尖行走,要想坚持很久比较困难,开始练习的时候,能够走500~600米就很了不起了,只要坚持不懈,肯定收益颇多。

第十种:收势放松圆满走

锻炼完毕,最后做一次收势圆满走,全身放松,脚步放慢,直走或转大圆圈都可以。

赵荣福:"收势放松圆满走"的重点在于放松,抖抖肩,抖抖手,锻炼结束,在回家的路上可以这样走。

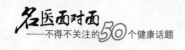
太极导引功

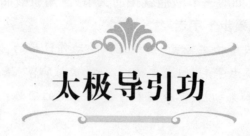

嘉宾

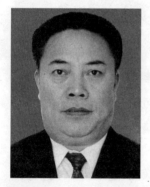

赵荣福
杭州市体育局党委书记、
局长，杭州杨氏太极研究
会会长，著名民间体育推
广人

太极导引功是朱廉方、赵荣福在继承传统导引养生功法的基础上，依据中医学阴阳平衡理论和经络学说与现代医学理论相结合，围绕内和气血、外柔肢体的理念和要求，经过自身长期摸索、研究，整理出来的一套养生功法体系，具有内容丰富、易学易练、效果明显等特点。在多年的实践推广中，许多太极导引功练习者祛病强身、受益匪浅。

引言

彤　瑶：太极导引功的"内和气血"从何而来？

赵荣福：外柔肢体、内和气血是太极导引功的精髓，外柔肢体就是练筋骨皮，内和气血就是通常所说的内练一口气。气能催血，血能养意，意能引体，体能导血，这样就形成一个良性循环。太极导引功讲究的是意和体要同样重视。那么，这个气从何而来？就是通过肢体的导引、意念的灌输。

彤　瑶：太极导引功这么神奇，难学吗？

赵荣福：太极导引功很好学，但是学好了以后一定要坚持练。想要练太极导引功并不难,我给大家举几个例子吧。57岁的邵阿姨年轻时是采购员,那时她经常拎着二十多斤(10多千克)重的东西挤公交车。公交车上人很多,只能站着,久而久之,腰、膝、肩膀都不行了,最后连胳膊都抬不起来。两年前,邵阿姨开始练习太极导引功。现在手臂伸展自如,能轻轻松松地弯腰,手可以碰到脚后跟。

58岁的包阿姨练了3年太极导引功。她原来胃不好、腿不好、胳膊抬不起来。现在,包阿姨已经3年没进过医院了,连感冒也没有过,腿可以轻轻松松地碰到额头。最神奇的是,她原来头上被砸过,有个小包,经常觉得头晕。练了太极导引功后,这个小包居然慢慢地消失了,现在也不感觉头晕了。

55岁的包大伯,吃足了腰椎间盘突出的苦头,别说弯腰,连走路都成问题。练了1年太极导引功,腰椎间盘突出就没有再发作过。

彤 瑶:太极导引功有什么特点?

赵荣福:太极导引功动作简洁,容易学。有九个主动作和四个辅助动作。所有的拳、武术套路都是克敌的,而太极导引功的主要目的是把自己的身体锻炼好。

彤 瑶:导引功的"导引"两个字从何而来?

赵荣福:《黄帝内经》上就有导引术,马王堆也挖掘出了导引图。导引共有四种:第一种叫做运动导引法,是通过肢体的运动让气血通畅、肌肉骨骼得到锻炼,所谓"内练一口气,外练筋骨皮";第二种叫做静功禅法,就是冥想参禅,通过交感神经和副交感神经的相互作用,让身体筋络活动起来、血液流畅起来,也就是意念在催动;第三种叫砭法,就是推拿、针灸、拔火罐、足疗等,哪里亢奋了就把它泄掉,哪里不足了就把它补上;最后一种是药食同源调理法。为什么叫导引呢?因为意念会告诉肢体,运动起来,气血就会自然而然地流动起来。顺便说一下,人是一个非常完美的结构,每一个人都有自己的小宇宙,只要气血畅通了,就是一个非常完整的个体。

彤 瑶:练习太极导引功,在时间、地点上有什么讲究?

赵荣福:晨练要面向东方或者南方,下午练就面向西方,忌朝北,因为朝北时生物磁场会扰乱。如果家里没有朝向东、南、西方的空地,那么必须面对亮的地方练。在时间上没有要求,但是春天最好早点练,冬天稍微晚一点练，我们主张迎着太阳练。另外，太极导引功是内外兼修的锻炼方法，外面有肢体导引，里面有气血要求，所以起式的时候要默念四句口诀，即"意沉丹田，尾闾上收，含胸拔背，虚灵顶劲"。所谓"意沉丹田"，就是把意念沉到丹田去，即脐下，这样收神；"尾闾上收"是收臀；"含胸拔背"

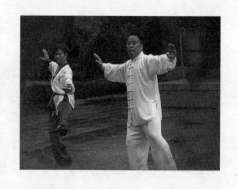

是脊柱要竖直；"虚灵顶劲"就是要保持最放松的状态。

彤　瑶：太极导引功的起式有双手合抱的动作，这个动作有什么好处？

赵荣福：这叫"浑圆桩"，是道家最基本的桩法，与两手抱一棵树是一样的，两手中指相距15厘米，就是用最小的力量支撑住全身最重的重量，目的是放松。放松以后，气血自然会随着经络流动起来，为接下来的动作做准备。还有个起式叫做"抚慰五脏"，就是两手交叉，左手在内、右手在外，按住心脏部位，开始按顺时针方向按摩。人有三大神经：运动神经、交感神经、副交感神经。运动神经听从大脑指挥，比如讲话、抓东西就是由运动神经支配；交感神经和副交感神经不听从大脑指挥，但是可以诱导。比如心跳是不听大脑指挥的，是迷走神经和交感神经相互作用的结果。在"抚慰五脏"的时候，可以使人安定下来，这样气血更加流畅。用手抚慰的作用就是让内脏蠕动起来，先顺九圈再逆九圈。

彤　瑶：太极导引功共九式，练一遍只需5分钟。是不是可以拆开来进行针对性的单练？是不是每个动作可以针对某一类疾病？

赵荣福：太极导引功共有九个主动作和四个辅助动作，每个动作可以单练，也可以串练。比如五个来回的叫表演练法；三个来回的叫基本练法；九个来回的是比较深层次的练法。我们主张学会了以后，最好是六个来回或者九个来回地练。不断反复地练，我们称为冲关，只做一个动作的时候，气血正好到了这个地方就没有了，没有冲上去，那么这个动作可以反复做，也就是反复冲关，比如阻滞性疼痛，如果突然不痛了，就表示冲过去了，通则不痛嘛。比如太极导引功第一段的三个动作："樵夫担柴"、"单峰插云"、"风摆荷叶"，针对的情况都不一样。"樵夫担柴"主要是练习下肢的平稳,因为上身在转而下肢不转,还可以通过转身这个动作,把血往腰部毛细血管压过去,然后把垃圾带出来,使养分跟上去。"单峰插云"针对的就是肩周炎、颈肩酸痛,还可以增强内脏蠕动。"风摆荷叶"是全身性运动,主要增强腰力。腰为轴、为梁,腰不行的时候,人也就不行了。做这个动作是脚不动,上身最大幅度地往八个方向运动,腰的受力比"樵夫担柴"还要大,对锻炼腰部效果非常好。

彤　瑶: *太极导引功第二段的动作分别起什么作用?*

赵荣福: 太极导引功第二段的动作有"罗汉伸腰"、"白猿献果"、"金鸡撒膀"。"罗汉伸腰"就是把脊柱反弓,往上提,同时往后,主要是上下运动。往上去的时候,把污浊的空气吐出去;往下收的时候,把新鲜的空气吸进来。"白猿献果"主要是练平衡,包括单腿平衡能力。"金鸡撒膀"是一个扭曲运动、螺旋运动,一会儿上,一会儿左,一会儿右,一会儿下,一会儿跳,这个动作可以锻炼整体协调能力,就是腰腿的相互配合,也是内在和外在的配合。

彤　瑶: *太极导引功的最后三式是什么?*

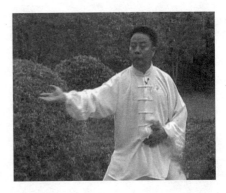

赵荣福: 最后三式是"乌龙绞柱"、"拨云见日"、"回头望月"。"乌龙绞柱"主要是练下肢力量,正常走路是交叉型的,"乌龙绞柱"是同脚同手在扭曲脚步中追求平衡、上下相随。目的是使下盘稳、下肢稳。有句话叫"人老腿先老",当下肢很稳的时候,身体一定是好的。"拨云见日"主要是练单腿的稳定性,一条腿最大限度把脚蹬出去,另一条腿站立,两手作为平衡器。"拨云见日"还可以推动背部的气血运行。"回头望月"能挤压内脏,促进胃肠蠕动,还能拉伸筋骨,更重要的是练眼神,尽量让眼球活动的范围加大。这个动作还有一点就是叉步,叉步时要站起来的一瞬间其实很难,站起、蹲下,要是达到动作自如,力量就会很强。

彤　瑶: *太极导引功的收势对身体有什么好处?*

赵荣福: 太极导引功的收势叫做"和血顺气"。有以下几个步骤:用中指刮眼眶一圈,梳头两次,做洗脸、沐浴、抚腰等动作。梳头动作对于任何

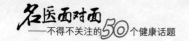

人都适宜,能使大脑皮层的血液流动起来。脸部有 10 多个穴位,按压这些穴位有安神作用,这个动作对失眠的人效果很好。沐浴动作就是使内脏归位。抚腰动作可以让肾脏的血液流动起来。上述动作全部做完后,还要注意两点:一个叫做吞咽动作,就是舌抵上颚,把唾沫咽到丹田去,当然不可能真的把唾沫咽到丹田,肯定咽在胃里,就是意念之中咽到丹田去;另一个是喉部放松捏紧,一捏一放。整套动作练完以后捏 3 次,整个太极导引功才算练完。

"潮"天里，一道甜点护心脾

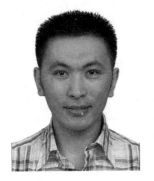

夏永良
浙江省中医院内科副主任
中医师、中医内科学博士、
全国老中医药专家学术继
承人

江南地区梅雨天气的特点是气温高、气压低、湿度大，这种环境使人的舒适感变差，是让人难受的季节，潮湿闷热，心情烦躁、抑郁，容易使人出现食欲减退、困倦乏力等不适症状，特别是脾虚的人，消化系统症状会加重。"民以食为天"，在这样不太舒适的季节里，应当重视饮食的调理。这个时候吃什么？怎样吃才能让身体舒服一些，心情舒畅一些呢？

范大姐： 绿豆、米仁、赤豆的祛湿效果真的很好吗？

夏永良： 米仁又称薏苡仁，具有健脾利湿、消肿排脓的功效，现代药理学研究证实，米仁还有抗肿瘤的功效。赤豆就是赤小豆，具有消肿利水、排脓解毒的功效。绿豆具有清热解暑的功效。

范大姐： 哪些人可以吃绿豆、米仁、赤豆？

夏永良： 这个要因人而异。一般而言，米仁、绿豆、赤豆一起煮，孕妇要慎用；脾胃虚寒的人，吃了容易发生胃痛、腹泻，不宜吃。

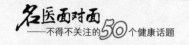

范大姐：怎样判断自己的体质呢？

夏永良：中医学讲究阴阳平衡。正常体质的人面色红润，身体健康，大小便、饮食都正常，即阴阳平衡体质，也就是阴阳没有偏颇。

还有一种虚性体质，临床最常见的是气虚、血虚、阴虚、阳虚。经常容易感冒，疲劳，没有力气的人属于气虚，一般女性比较多见，面色比较黄白或者萎黄，唇甲色淡，有点像贫血。但是血虚与贫血是两个概念，贫血是化验检查显示血象低，中医讲的血虚，是一种功能减退，如月经量少、疲劳等。关于阴虚、阳虚可以用两句话概括——"阴虚则热，阳虚则寒。"阴虚表现为虚热证，阳虚表现为虚寒证。虚热证是什么？就是五心烦热，有的人经常手心、脚心发烫，而且一到夏天更明显，还有口干咽燥、大便偏干，实际上就是常说的"上火了"，这是一种虚火。阴虚的人，舌质是红色，没有舌苔，这是阴虚质。而阳虚表现为虚寒证，怕冷，夏天的时候，别人穿一件衣服，阳虚的人要穿两三件，手脚经常是冰凉的，吃点冷的东西就要拉肚子，这是阳虚质。

范大姐：什么体质的人在梅雨季节容易生病？

夏永良：刚才讲的是虚性体质，还有实性体质、混合体质。混合体质就是虚和实夹杂在一起，虚实混合。还有一种异禀质，就是经常容易过敏的体质。梅雨季节比较容易受天气影响的是痰湿质，体内痰湿比较重，这种人一般都表现为比较肥胖，胖人多痰湿，舌苔肥腻，嘴里经常淡淡的、没有味道，吃东西胃口也不是很好，大便不成形。梅雨天湿气比较重，就会湿上加湿，容易引起内湿加重，如果调理不好，就容易中暑。

范大姐：梅雨季节需要注意什么？

夏永良：第一要注意节制饮食，起居有常，不要太累。一般而言，梅雨季节饮食要清淡，尽量做到少食多餐，不要暴饮暴食；第二是忌食油腻、烧烤、辛辣食品，尽量喝白开水；第三是不要生气，保持良好情绪。其实，我认为一年四季都应该这样。

范大姐：夏天胃口不好怎么办？

夏永良：如果单纯是湿热，可以吃点中药调理一下。也可以饮食调理，比如熬点米仁粥吃，对湿热的人有好处。

范大姐："日出而作，日落而息"，夏季昼长夜短，太阳下山晚了，所以要晚睡，是这样吗？

夏永良：中医学认为，夏季阳气充盛，宜"夜卧早起，无厌于日"。就是说，随着自然界的变化，保持人体阳气的充盛，但是要有一个度。

说实话，关于睡觉这个问题，很多人由于工作忙，生活压力大，晚上经常熬夜，前一天熬夜第二天补，我认为这是错误的。俗话说"一夜不睡，十日不醒"，补肯定是补不回来的。

如果没有什么特殊情况，建议晚上 11 点之前上床睡觉，第二天太阳出来时就醒了，成年人一般睡 6～7 小时。不过这是按照现代人的生活规律来讲，如果按照天人合一的原则，晚上 11 点睡觉还是迟了。中医学认为，睡眠最好在阴气最充盛的时候，晚上 10 点至次日凌晨 3 点这段时间阴气最充盛，过了这个时间段，阳气就开始充盛了，白天要工作、要活动，所以阳气开始充盛。许多人面色灰暗，眼圈发黑，都是因为晚上睡眠不好。上半夜一定要睡觉，千万不要每天都是凌晨一两点才睡觉，这样对身体的伤害很大。

范大姐：中午有必要午睡吗？

夏永良：中午是阴阳交接的时候，阳气最充盛，稍微休息一下是有好处的，但是时间不要过长，半小时就可以了，不要超过 1 小时。有的时候坐一会儿，打个盹，只需 20 分钟，下午精力就很充沛了。

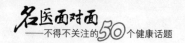

阳虚,你补对了吗

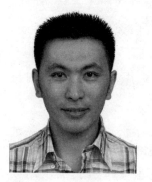

夏永良
浙江省中医院内科副主任
中医师、中医内科学博士、
全国老中医药专家学术经
验继承人

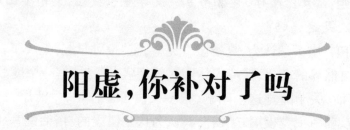

嘉宾

冬天穿棉衣,夏天穿短袖,这些对普通人来说是再正常不过的事情。但是有一群人,即使在最热的时候也要穿长袖衬衫,更有甚者,夏天也要穿毛衣。冬天怕冷可以理解,但是夏天也怕冷,待在空调房间里,别人觉得凉快,他却觉得冷,时间稍长就会手脚冰凉。如果出现这种情况,就需要注意了,从中医学角度来看就是阳虚。《黄帝内经》中用四个字概括了阳虚的特点:"阳虚则寒"。阳虚怎么补?你补对了吗?

引言

范大姐: *阳虚有哪些表现?可以自己判断吗?*

夏永良: 阳虚最主要的特点是寒,怕冷。阳虚比较严重的人夏天都怕冷。中医学认为天人合一,天人相应。正常情况下,夏天天气炎热,体内的阳气相应充盛,人也会感觉热。不热反而冷,说明体内阳气不足。到了冬天,阳气自然不足,体内的阳气就更不足,会更加冷。所以,在临床上诊断是不是阳虚,最主要的就是看怕不怕冷。阳虚的另一个特点是面色㿠白,舌质偏淡,舌体肥腻。还可以从大小便来看,阳气不足的人,小便频繁。老年人到了晚上,有的人一宿起来五六次。我见过严重的,一宿起来 10 次左右。所以，阳虚的突出症状就是怕冷，在怕冷的基础上，可能还有其他表现，就是我刚才讲的这几个。

范大姐：阳虚分好多种吗？

夏永良：人体有五脏：肝、心、脾、肺、肾。在临床上最常见的是心阳虚、肾阳虚、肺阳虚、脾阳虚。还有几个脏腑合在一起的，像脾肺阳虚、脾肾阳虚等。我简单地说一下，大家在日常生活中应该怎样鉴别。阳虚，中医把它归到肾，为什么？因为肾是阴阳的根本，人的本就在肾，所以肾中有阴有阳。无论什么阳虚，到后来都会影响到肾，在临床上以肾阳虚最常见。腰为肾之府，肾阳虚常表现为腰酸、腰痛，有的人年纪大了，出现腰酸、腰痛，就是阳虚了。肾主二便，肾阳虚的人往往小便频繁，尤其到了晚上更明显。白天属阳，阳气相对充盛，晚上属阴，到晚上阳气就弱了。当人本身阳气不足时，阴气就会更加充盛，所以晚上小便频繁。

范大姐：很多老年人都有手脚冰凉、咳痰白稀等情况，是不是老年人多见阳虚呢？

夏永良：是的。到了老年，肝肾经血都不足了，阳气自然而然也就不足，导致阳虚。

范大姐：除了年龄的增长会导致阳虚，还有什么可以导致阳虚？

夏永良：从生理上来讲，人人都会有各种亏，不过有的人表现比较重，有的人表现比较轻，这和多种因素有关。由于年纪大而阳虚的人，年轻的时候可能劳累过度，或者生活不是很有规律。还有就是饮食，年轻的时候火力旺盛，吃冷的东西可能比较多，冷的东西很容易伤阳气。还有一种情况，跟生育过多也有一定的关系。

范大姐：阳虚、阴虚最明显的区别是什么？

夏永良：阳虚则寒，表现为虚寒证；阴虚则热，表现为虚热证。阴虚的人一般都表现为手心、脚心发热，中医讲"五心烦热"，有的时候燥热，汗一下子就出来了，有的时候心烦急躁。阳虚的人舌质淡，舌体肥腻；阴虚的人一般舌质偏红，没有舌苔。

范大姐：是不是有阴阳两虚的情况呢？

夏永良：有。我们常常讲阴阳平衡，其实在平衡的过程中，阴中有阳，阳中有阴，并相互助长。阴虚到一定程度，会损伤阳，阳虚到一定程度，会损伤阴，最终导致阴阳两虚，只是以哪一种虚为主而已。

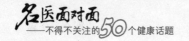
范大姐： 人体九种体质与阳虚、阴虚的关系是怎样的？

夏永良： 人的体质分为平和、气虚、阳虚、阴虚、血瘀、痰湿、湿热、气郁、特禀九种体质，这九种体质在正常人中可能都存在。比如有的人虽然没有患其他疾病，但是有时候有点怕冷，到了冬天手脚冰凉，一般女孩子比较多见。只要怕冷，就可以断定是阳虚，但是没有其他症状，所以不需要治疗，在日常生活中注意调理就可以了。

观众热线： 我今年55岁，女性，怕冷，胃口不好、大便也不好，不敢吃野山参、膏方，请问冬天应该怎样进补？

夏永良： 阳虚比较轻的人，我认为还是在饮食方面加以注意。我向大家推荐一些食物，比如鸽子，具有温阳功效，还有羊肉、狗肉，这三种食物大家可以吃一点。鸡肉也可以，相对来说比较温补。阳虚的人吃人参是可以的。李时珍认为，人参大补元气、止渴生津、调阴养胃，人参的功效主要是补元气。阳气不足，以气虚为主的时候，吃人参是可以的。脾肾阳虚到一定程度时，也可以吃人参，但是单独吃人参可能效力达不到。我建议她到医院找一个有经验的中医师调理一下，然后看具体情况，决定是否需要吃膏方。

案例

范大姐： 阳虚的人吃膏方进补好吗？

夏永良： 在过去，到了冬季以后，有钱人为了进补，医生根据个人体质情况辨证处方，用多种名贵中药材为他量身定制熬膏方。现在生活水平提高了，普通百姓也可以吃到。膏方可以选用阿胶、鹿角胶、龟甲胶、鳖甲胶等，再根据阴虚、阳虚的不同，气阴两虚的不同，阴阳两虚的不同，选择不同的中药配方熬制。我不主张冬季进补的人马上就吃膏方，因为有的人吃膏方不容易吸收，常常会拉肚子。所以，应该先请有经验的中医师用中药调理一下，健脾益肾，脾肾功能调理好了以后再吃膏方。

范大姐： 针对阳虚，您一般推荐什么药？

夏永良： 一种叫金匮肾气丸，也叫做八味地黄丸、桂附地黄丸。还有一种药叫右归丸，这种药的补阳作用优于金匮肾气丸。

观众热线：我冬天喜欢把羊肉、萝卜用沙锅炖着吃,还有老鸡跟黄芪、当归、枸杞子放在一起炖,这样进补可以吗?

夏永良：比较适合阳气亏的人。羊肉炖萝卜、黄芪炖鸡都挺好,鸡有温补功效,能够补气补血。中医有一个处方叫做当归补血汤,就是把当归和黄芪搭配在一起,能够补血。但是这两味药的比例很有讲究,黄芪的量一定要大于当归的量。就当归补血汤来说,比例为 5:1,即黄芪用 5 份,当归用 1 份。

案例

范大姐：可以再推荐一两道平时在家里容易烧的补阳虚的菜吗?

夏永良：我推荐羊肉炖枸杞子,另一个是三七炖鸡,三七可以活血化瘀止血。老年人血管不通畅比较多见,三七可以疏通、活血止血。现代医学研究证实,三七的主要有效成分是人参皂苷,和人参中的主要成分比较相似,所以三七有强壮的功效,而且三七很便宜。我建议炖鸡时可以放10 克三七。

观众热线：我每天早上都吃用 10 种材料做成的稀饭,有燕麦、荞麦、薏米、黑米、小米、莲子、黑豆、黄豆、花生米、核桃仁,这样吃行吗?

夏永良：用 10 种材料熬粥,我认为这种粥一年四季都可以吃,不一定到冬季才吃。这个粥比较平和,阴虚、阳虚的人都可以吃。

案例

范大姐：阳虚的人,有没有什么简单的办法改善体质?

夏永良：一是不要太劳累,中医讲劳则气耗;二是生活要有规律。我建议年龄大的人晚上 9 点左右上床睡觉。冬天的时候,早晨不要起床太早,因为冬天早晨比较寒冷,冬季要早卧晚起。还有不要出太多汗,运动到身上微微潮湿就行了;三是注意饮食,冷的东西尽量不要吃,多吃一点温补食品。

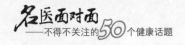
身体"保鲜"在盛夏

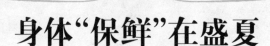
嘉宾

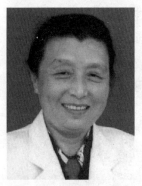

徐志瑛
浙江省中医院主任中医师、教授、国家级名中医、硕导

炎炎夏日,酷暑难耐,经常会汗流浃背,脾气会变得急躁,也会吃很多冷饮,甚至整天窝在空调房里,这些生活习惯会影响健康吗?夏天怎样给身体补水?怎样祛湿?怎样防止吃坏肚子?中暑了怎么办?怎样才能清凉过一夏?中医学认为,夏季为心之所主,所以夏季养生重在调养心神,外要防暑降温,内要保护阳气,着眼于一个"中"字,指中庸的"中",要把握好"度",既不要太过,也不能不及。

引言

范大姐: 夏天对着电风扇使劲吹,对吗?

徐志瑛: 这个习惯非常不好,一定要改正。如果外面很热,出了很多汗,对着电风扇猛吹,第二天就可能出现感冒的症状;如果是有呼吸道疾病的人,这样使劲吹还可能造成呼吸道疾病加重。直接吹哪个部位都不好,最好将风扇对着墙,用打过来的风吹,这样比较柔和。

范大姐: 夏天汗多怎么办?

徐志瑛: 先把汗擦干,擦干以后不要直接吹电风扇,用微微的凉风收汗以后,人就感觉舒服了。夏天有些人总是大汗淋漓,有些人却很少出汗,这是由于各人体质不一样,有的人毛孔比较浅,一动就出汗。中医学认为,出汗多属于气虚。出汗太多不好,但是不出汗也不好,暑热憋在身体里面,不出汗的人在夏天容易中暑。

范大姐: 中暑了怎么办?

徐志瑛: 不出汗就容易中暑,浑身难受,头痛,胃也不舒服,这就是中暑症状。轻度中暑时,喝一点藿香正气水,出一点汗就可以缓解,严重中暑一定要送到医院治疗。

范大姐: 夏天洗澡用冷水好还是用温水好?

徐志瑛: 我认为用温水好。因为夏天气温高,毛孔全部开放了,冷水一冲,毛孔就全部收紧了,这样不容易散热,反而不好。而用温水洗澡,毛孔始终保持开放状态,可以适当出一点汗,对身体有好处。有的人在夏天不愿意出汗,整天躲在空调房间里,这样很不好,应该把吸收进去的暑气往外面排一点,其实出汗的过程就是一种排毒的过程。

范大姐: 待在空调房间里应当注意什么?

徐志瑛: 最好不要一直待在空调房间里,尤其是患呼吸道疾病的人。睡觉前可以先开空调,凉了以后就关掉,再睡觉;或者将放在客厅里的空调打开,再把卧室的门打开,让客厅里的冷风吹到卧室里,这样空气流通比较好,不容易感冒。家里可以这样做,但是办公室里空调总是开着,怎么办呢?可以将办公室的门稍微开点,窗户关着,这样做也许不低碳,但是对身体好。从空调房间出去的时候,最好在门口站一下,使身体适应外面热的环境;进空调房间的时候,也要在门口稍微站一下,让身体适应里面冷的环境,这样就可以预防感冒。

范大姐: 夏天如何给身体补水?

徐志瑛: 因为夏天出汗多,所以需要补水,一定要多喝水。我喜欢喝一些清凉的茶,里面放点菊花和枸杞子。矿泉水当然也可以,矿泉水里面带一点矿物质离子,纯净水里面矿物质离子就不够。在夏天,有的人出汗多,感觉疲软,这是因为出汗引起身体里的钾离子流失,就是失钾,失钾了人就感觉疲软,这时要赶紧补点富含矿物质的水。出汗多的人,可以在水里放一点盐,再放一点糖,相当于葡萄糖盐水,喝下去以后能防止失钾。

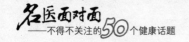

> **观众热线**：我今年40多岁，血糖有点偏高，夏天在空调房间里，别人都不感觉冷，只有我感觉特别冷，尤其是腰这个部位，就像放到冰箱里面冰过一样，很难受，这是什么原因？
>
> **徐志瑛**：这是肾阳虚的表现，说明随着年龄的增长，阳气慢慢下降了。阳气有肺气、脾气、肾气。阳虚以后，阴气就特别旺盛，叫做阴盛阳衰，造成下面怕冷，上面反而怕热的现象。这种情况尽量不要吹空调，用中药调理一下比较好。

范大姐：夏天如何防止吃坏肚子？

徐志瑛：夏天有很多人都有吃坏肚子的经历。古人有"冬吃萝卜，夏吃姜"的说法，夏天常吃生姜可以增强胃肠功能，防止吃坏肚子。水果从冰箱里拿出来以后就开始升温，这时细菌最容易生长，所以水果从冰箱里拿出来必须马上吃掉。夏天吃坏肚子容易引起急性胃肠炎，这种情况应当到医院就诊，除了常规用药，还可以喝一点加少量糖和盐的白开水（糖盐水），隔几分钟喝一口，以补充体内流失的水和电解质。

范大姐：夏天怎样祛湿？

徐志瑛：中医学认为，夏天过完，还有一个长夏季节，就是在夏末秋初的时候。长夏季节多雨，空气潮湿，体内湿气会比较重，当然需要祛湿。具体方法是吃一点生姜，喝一点姜茶。在饮食方面，可以长期吃米仁稀饭。杨梅酒也是好东西，可以祛湿，特别是淋了雨以后，稍微喝一点杨梅酒，既可以祛湿，也可以预防拉肚子。

范大姐：夏天想瘦身的女性应该怎样做？

徐志瑛：夏天想瘦身，可以适当增加运动，出出汗，对身体有好处。但是运动不宜太剧烈，避免出汗太多。早晨空气清新，比较凉爽，可以早起运动。饮食以清淡为主，多喝冬瓜汤，冬瓜汤有助于减肥。还有黄瓜汁、苦瓜、莲子等，都是夏天适宜吃的食物。但是要保证蛋白质的摄入量，多吃一点鱼和牛肉。

保卫肠道，向"有毒物"开战

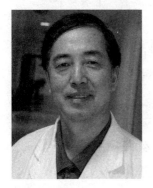

杨建民
浙江省人民医院消化内科主任、主任医师、教授、博导

江浙一带的老百姓讲究端午节吃"五黄"，其中就有黄瓜。其实很多人都喜欢吃黄瓜，尤其是夏天，无论清炒还是凉拌，味道都非常好，而且消暑解渴。可是 2011 年在欧洲曝出了毒黄瓜、毒豆芽事件，据说吃了之后会使人拉肚子，甚至死亡。预防夏季肠道传染病，关键是把好"病从口入"这一关，要注意卫生，养成良好的卫生习惯，做好预防工作。

范大姐：**"毒黄瓜病"到底是怎么回事？**

杨建民："毒黄瓜病"实际是一种肠道传染病，据我了解，是一种叫做肠出血性大肠杆菌的细菌引起的传染病，是由生食一些食物如生吃黄瓜引起的。

范大姐：**这个病发作起来是什么情况？**

杨建民：主要表现是腹痛、腹泻，也就是胃肠炎的表现，重症患者可以出现血便样腹泻，实际上是出血性肠炎，跟普通的胃肠不一样。

范大姐：**这个病是不是很危险？**

杨建民：对。这个病是比较特殊，严重的患者可以出现一些特殊并发

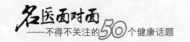

症,如溶血、血小板减少、急性肾功能衰竭,甚至死亡。

范大姐: **为什么一到夏季肠道传染病就会多起来?肠道传染病到底是怎么回事?**

杨建民: 肠道传染病是经肠道传播的传染病,夏天比较常见。因为夏天气温比较高,湿度也比较大,致病菌容易繁殖。另外,夏天的昆虫,如苍蝇、蟑螂比较多,这类昆虫会携带致病菌到处传播。还有夏天气温高,人体能量消耗比较大,休息也不好,机体抵抗力下降,所以容易患肠道传染病。

范大姐: **肠道传染病有哪些表现?**

杨建民: 常见临床表现是腹痛、腹泻,重者会出现脱水,甚至休克。有些严重的患者还可能出现多种并发症,如机体代谢紊乱,甚至死亡。

范大姐: **肠道传染病的传播途径有哪些?**

杨建民: 一是通过污染的水源传播,比较常见的如霍乱、痢疾;二是通过食物传播;三是通过接触传播。当然也要小心苍蝇、蚊子,它们通过污染食物传播疾病。

范大姐: **夏天吃凉拌菜需要注意什么?**

杨建民: 从医学角度来讲,一般不建议大家吃凉拌菜。如果真的想吃,需要注意以下几点:一是食物要清洗干净;二是厨房用具要清洗干净;三是现做现吃。

> **观众热线:** 我儿子今年 21 岁,每天早晨起床后,一喝水马上就腹泻,这是怎么回事?
>
> **杨建民:** 建议到医院做一个系统检查。腹泻实际上很复杂,有很多原因,除了前面讲到的肠道传染病,还有跟胰腺、肝脏、胃、精神等疾病有关。
>
> **案例**

范大姐: **赤潮与肠道传染病有关吗?**

杨建民: 赤潮是海水污染以后,一些藻类、原生动物大量繁殖,造成海水变色。在赤潮的海水里,有大量细菌、病毒,海洋鱼类进食后,就把这些细菌、病毒携带在身上了。人吃了这种鱼,就容易生病。

范大姐：夏天经常在大排档看见人们海鲜加啤酒这么吃,您觉得这种吃法可以吗?

杨建民：这种吃法不科学、不卫生。大排档食材是否清洁,海鲜是不是熟透了,都应当考虑。否则毒素都会被人吃下去。还有一些人喜欢吃生的海鲜,再加上冰啤酒,对胃肠道刺激很大。

范大姐：夏天吃凉拌海鲜有没有什么讲究?

杨建民：在吃凉拌海鲜的时候,最好喝点白酒,或者在凉拌海鲜里面倒点白酒,也可以加点醋。因为醋、白酒有杀菌或者抑制细菌作用。

范大姐：夏天很多人喜欢吃海鲜烧烤,这样吃可以吗?

杨建民：如果完全烤熟是可以的。如果是半生不熟的,而且海鲜本身有细菌,那就很容易得病。

范大姐：在大排档吃海鲜应当注意什么?

杨建民：一要注意食品卫生;二要吃熟的;三要把碗筷用开水或醋涮一下;四是吃海鲜时要蘸醋,或者喝点白酒,吃点大蒜。

范大姐：到了夏天,我们应该怎样保卫自己的肠道?

杨建民：主要是注意防止病从口入。记住餐前、便后洗手,还有就是勤换衣服,勤剪指甲,不要使手带上病菌。

范大姐：有的老年人很节约,剩饭剩菜也舍不得倒掉,是不是烧热了吃就没事了?

杨建民：烧热可以杀菌,如果有毒素存在,即使烧热了也不能吃,可能引起急性胃肠炎。

范大姐：夏天,有些人把冰箱当保险箱,吃剩的西瓜、饭菜都放进去,第二天甚至第三天再吃,可以这样吗?

杨建民：千万不要把冰箱当成保险箱,特别是冷藏室,由于温度在零度以上,细菌照样能够繁殖。

范大姐：请您给我们说说保护肠道的九字真经,好吗?

杨建民：主要是这样九个字:吃熟食,喝开水,勤洗手。

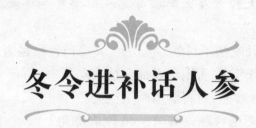

冬令进补话人参

嘉宾

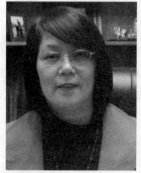

杨仲英
胡庆余堂国药号总经理

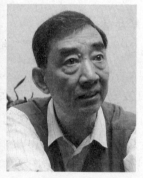

韩桢中
胡庆余堂国药号高级工
程师、执业药师

提起补品，第一个要说的是人参。人参有红参、白参两大类，红参性温，适合寒性、凉性体质的人服用；白参性平偏凉，适合体质偏热的人服用。吃人参有哪些讲究？怎样吃才能最大限度地发挥人参的功效呢？

引言

彤　瑶：人参是不是分好几种，功效是不是也不一样？

韩桢中：我这次带了三个样品，两大类。别直参是性温的，适合寒性、凉性体质的人服用。这个生晒参，还有野山参，这两个都属于白参，它们的功效就完全不一样了。效果最好、疗效最强的，就是野山参了，对于热性体质、凉性体质的人都适合服用。

彤　瑶：野山参十分稀少，品质不同，价格差别也很大。杭州胡庆余堂国

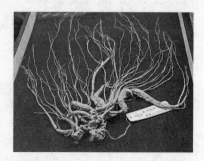

药号杨仲英总经理对人参有很深的研究，她是国家参茸专业委员会特聘专家、人参检验国家标准的制定者之一。我们跟随杨总一起去看看胡庆余堂馆藏的野山参。

杨仲英：这支是意志很坚强的野山参，腿骨折了以后，又长出来，延伸下去，说明它有顽强的生命力。这支野山参是穿石而过，它的参须穿过石头长出来，体现了它顽强的生命力。野山参是越野越好，真正的野山参是一支与一支长得都不一样。

彤　瑶：*怎样炖野山参才能发挥它的最大功效？*

韩桢中：野山参的有效成分是水溶性的，还有一些是挥发性的，最好的办法是隔水炖服。比如这支参是 4 克，一般可以吃一个星期。先把参折断，放在一个瓷器或者陶瓷容器里，隔水炖，每天炖一次，喝几口，最后几天把参渣一起吃完，也可以直接把参分成几份，每天炖服一份。

彤　瑶：*什么样的人适合吃野山参？应该怎样吃？*

韩桢中：身体有病的人，应该在医生指导下服用。冬天到了，需要进补，那么医生会根据个人体质，把人参与中药一起熬制成膏方。有的人感觉疲劳了，也可以炖支参来服用。三类人群适合服用野山参：第一类是亚健康人群，服支参来增强身体的抵抗力，大补元气，就不容易生病；第二类是大病初愈或者久病体虚的人，体质比较虚弱，就需要服用人参比较快地恢复健康；第三类是患有疾病的人，比如肺结核、高血压、肿瘤患者，在医生指导下，可以服用野山参适当进补。

彤　瑶：*如何挑选野山参？*

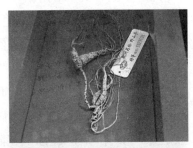

杨仲英："芦碗紧密相互生，圆膀圆芦枣核艼。紧皮细纹横灵体，须似皮条长又清。珍珠点点缀须下，具此特征野山参。"最好的野山参就是要讲究"五形"。首先是芦，最好有三节芦，圆芦要长，像这支野山参，芦到这里，说明这支参已经有七八十年了，芦一般能显示人参的年份；第二是艼，枣核艼是最好的；第三是纹，肩纹越细密越好，注意一定是在肩膀

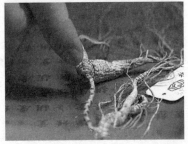

旁边，如果在身子上面，那就是跑纹，说明在生长的过程中，被人为移动过了；第四是须，须要清、干净、坚韧，不容易折断，叫做皮条须。你看在须上有一点一点的，就是珍珠点，这样的野山参是最好的；第五是体，最好是灵体，色泽要白里透黄，稍微有点黄；皮要细腻、结实，不能看上去是蓬松的。这支参年份也很长很长了，但是它的价格不高，因为它少了主体。野山参在野外是很难生长的，存活率很低，被野兽踩、咬之后，参的主体就烂了、没有了。所以，这支参虽然年份很长，但是卖不上价。

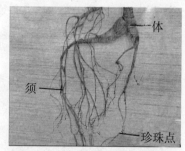

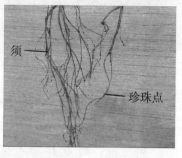

彤　瑶：采挖野山参是不是需要专门的工具？

韩桢中：在胡庆余堂中药博物馆有一套300多年前东北参农的采参工具，全套共24件，全国只有这么一套。野山参的须在地里铺得比较开，挖参时需要慢慢破土。挖的时候用这种鹿骨做的签，慢慢把土拨开，把参须一根一根挑出来，如果须断了，价值就会大幅度下降。你看这个钱串子，就是专门栓人参的。

野山参的生长环境使它很容易跟周围的植物混淆，好不容易找到野山参，那么赶紧回去叫人，等人回来以后呢，再也分辨不出来，找不着了。所以，发现人参后，就用拴着红绳的钱串子把人参拴起来。钱串子上面有"乾隆通宝"字

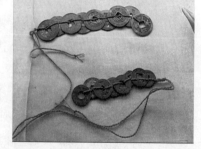

样，这是"放山人"一种吉利的说法。还有个"隆"字在里面，"放山人"认为"龙"才能把野山参镇住。

彤　瑶：怎样鉴别真假野山参？

韩桢中：有时一支参的外观形状达不到标准也可以做假，造假者把不同参的不同部位凑在一块，用胶粘起来，粘好的参，形状就很好看了。

杨仲英：这支参就是人工粘起来的。你看，人为的刻纹、接芦、接须。

这支参长得很大,肩膀上的纹是在鲜参的时候刻出来的,冒充年份很长。还有这支参,是一支很好的野山参,但是我们觉得它重得可疑,就把它放进金属探测仪检测,发现里面有异物,原来里面有一根铁丝,这是为了增加重量。我们为了保证质量,进货时每支参都要在金属探测仪里面过一遍。

彤　瑶:*生晒参、白参、红参各有什么功效?适合哪类人群?*

韩桢中:生晒参和野山参都属于白参。白参是性平的,适用于清补。如果体质偏热,或者身体有热象的,一般都是用白参进补。效果最好的是野山参,其次是生晒参。生晒参是人工栽培的参,假如有的人身体虚弱需要进补,但是又不能大补,吃点生晒参就可以。将种植的参先蒸过再烘干,就变成红参了,药性也变了。生晒参原本是性平偏凉的,红参是性温的,有温补作用。平时怕冷、手脚冰凉的人,可以服用红参。

彤　瑶:*癌症患者适合不适合服用人参?有什么讲究吗?*

韩桢中:从中医学角度讲,癌症是一种热毒,需要清补,用野山参补比较好,剂量可以逐步增加。

彤　瑶:*热性体质的人适宜服用什么参?寒性体质的人适宜服用什么参?*

韩桢中:热性体质需要清补,可以服用西洋参、生晒参等白参。寒性体质需要温补,可以服用高丽参、边条参等红参。

彤　瑶:*有的人认为人参是补品,对身体总是有好处,是不是这样?*

韩桢中:要根据个人的体质,要是吃错了的话,不仅没有作用,还会适得其反。

彤　瑶:*什么样的人不适宜服用人参?*

韩桢中:中医学认为,有实证的人不适宜服用人参。例如感冒、发烧期间,或者疾病还在发作时,不适宜服用人参。

彤　瑶:*吃人参的时候不能吃萝卜,为什么?*

韩桢中:人参大补气,熟萝卜大下气,正好抵消。人参也不能和茶一起服用,茶中的茶碱和鞣酸会影响人体对人参有效成分的吸收。

彤　瑶:*炖人参的器具有讲究吗?*

韩桢中:**炖人参忌用金属炊具。**

冬日手脚凉，中医巧祛寒

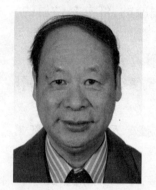

陈意

浙江省中医院主任医师、
国家级名中医、教授、博导

一到冬天，不少人手脚冰凉，除了天气寒冷，自身体质健康状况也是很重要的原因。中医学讲究阴阳平衡，可以用一个典故解释这个道理。孔子带着学生到鲁桓公的祠庙里参观，看到一个用来装水的器皿——敧（qī）器。孔子说，这种用来装水的器皿，在没有装水的时候会倾斜，水装得不多不少的时候就会端正，水装得过多了，就会翻倒，等里面的水流尽了，又会和空的时候一样歪在那里。

引言

彤　瑶：**为什么有些人冬天会手脚冰凉？**

陈　意：中医学将体质分为九种，又根据虚证分为阳虚体质、阴虚体质。阳虚体质称为寒体，阴虚体质称为热体，介于两者中间的还有一个中性体。中医学认为，阳虚生外寒，阴虚生内热。每个人的禀赋、饮食习惯、地域、工作情况均不同，许多原因综合起来，表现为不同的体质。手脚冰凉属于寒体，寒体的本质是阳气虚。平时的表现是手脚冰凉，喜欢多穿衣服，喜欢吃热的东西，稍微一冷就拉肚子。阳气虚的人，精神状态不好，有的人畏畏缩缩，容易疲劳，有的人容易自汗，动不动就出汗，上楼梯时气短，接不上气，容易疲劳、胸闷、腰膝酸软。

彤　瑶：手脚冰凉跟阳虚有关系吗？

陈　意：体质太虚的话，就像欹器里面一点水都没有，欹器就会倾斜——"虚则斜"；水装到不多不少的时候，就很平稳——"中则正"；如果装水过多，就会溢出——"满则覆"。说明太过、不及都不行，这就是中医学讲的阴阳平衡，这个法则具有普遍适用性。比如饮食，吃得太多，营养过剩不行；吃得太少，营养不良也不行。比如运动，太过、不及也不行。有的人说生命在于运动，我认为生命在于平衡，不喜欢动的人当然要运动，运动太过的人当然需要适当休息。手脚冰凉属于阳气虚，如同欹器里面没有装水——"虚则斜"；应当不断地增补阳气，使之达到充足而不过多——"中则正"；如果为阳气过多，就要上火了——"满则覆"。

彤　瑶：阳虚有哪些表现？

陈　意：阳虚可以表现为脾阳虚、肾阳虚。刚开始时手脚冰凉，后来会出现其他症状，如腰膝酸软、耳鸣头晕，最后会精神萎靡。阳虚是一个渐进的过程，会越来越严重。阳虚生外寒，这个寒不是受冷的寒邪，而是机体的阳气不足。

彤　瑶：阳虚体质怎样治疗？

陈　意：阳虚体质的人，冬天可以吃点膏方。中医学认为，春生、夏长、秋收、冬藏，冬天是蕴藏的季节，这个时候吃补药容易吸收。另外，冬天人体的消耗比较少，正是进补的好时候。切忌盲目服用保健品，补不好反而对身体有害，比如阳虚的人吃了寒凉的药，反而使阳气更虚。

彤　瑶：阳虚体质怎样食补？

陈　意：中医学主张药食同源，有的药品就是食品，有的食品就是药品。中药与西药不同的地方在于，西药是化学合成的，中药是天然药物，可以将中药材与食材组合在一起，做成药膳。在冬天的时候，可以吃一点温阳、补血、补气的药膳，使阳气充足，比如吃点羊肉、牛肉、鸡肉，这些都是补阳气、治阳虚的。

彤　瑶：阳虚体质的人冬天吃什么好？

陈　意：中医学认为，家禽、肉类也有属性。比如牛肉、羊肉、狗肉，都是温补药，北方人吃得比较多。比如鸭子，是凉补的，南方人比较喜欢吃。在冬天的时候吃"人参牛腩当归煲"就不错，人参是补气的，当归是补血的，牛腩是温阳的，这样气、血、阳全补了。另外，羊肉是干温，入脾，属润

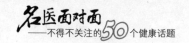
性,对于脾阳虚,羊肉是最好的,能补血,特别适合女性。中医有一个方子叫做"当归生姜羊肉汤",特别适合女性,是一个兼补阳虚、血虚的药膳。如果补阳的话,西洋参就不合适,西洋参是清热养阴药,虽然有补气作用,但毕竟是凉性的,可用别直参、红参、生晒参,如果经济条件允许,用一点野山参更好。

彤　瑶:**寒体的人适合不适合吃螃蟹?**

陈　意:根据中医学理论,螃蟹性寒。螃蟹总是在不断地吹泡泡,这个泡泡实际上就是寒气;将螃蟹背盖掀开来,边上两块白色的部分寒气很重。所以,吃螃蟹的时候一般用苏叶和螃蟹一起烧,苏叶性辛温,可以驱寒。吃螃蟹的时候要蘸用醋和生姜制成的调料,醋能解毒,姜能驱寒,可以把螃蟹的寒性冲掉。螃蟹虽然很美味,但是脾胃虚寒的人不适宜,吃了之后,有的人会腹泻、胃痛,特别是脾阳虚、有胃病的人,最好忌口,即使特别想吃,也要少吃,多放一点姜,把螃蟹的寒性冲掉。

彤　瑶:**热体的人有什么症状?**

陈　意:热体的本质是阴虚,阴虚生内热,表现为脾气急躁、口干舌燥、喉咙干痛、大便干硬,有时候心情烦躁,甚至失眠、心悸、焦虑。典型的热体的人是患更年期综合征的女性。年轻女性大部分是寒体,更年期女性大部分是热体。

石斛洋参老鸭汤

配料:老鸭1只,西洋参5克,枸杞子25克,铁皮石斛20克,生姜、料酒、盐各适量。

制作:先将鸭肉焯水,文火炖60分钟,直到鸭肉酥烂。然后加清水、生姜、料酒、盐,再加入铁皮石斛、西洋参、枸杞子,继续用文火炖30分钟。

功效:滋阴润燥清热,益肝明目,强健体质。适宜更年期女性食用。

小贴士

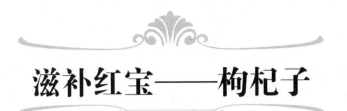

滋补红宝——枸杞子

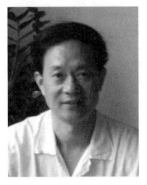

嘉宾

钱松洋
全国名老中医药指导老师
徐锡山的学术经验继承
人、浙江省中医院副主任
中药师

枸杞子是常备中药材,有的人用来熬汤、煮粥,有的人用来泡水喝。春天吃枸杞子,可以让人阳气生发;夏天吃枸杞子,可以强体质助睡眠;秋天比较干燥,吃枸杞子可以滋补身体;冬天吃枸杞子,可以平补阳气。一般情况下,一年四季都可以吃枸杞子养生保健。那么,枸杞子对身体健康有哪些好处?怎样服用才能发挥枸杞子的最大功效呢?

范大姐:**枸杞子的药性和主要功效是什么?**

钱松洋:枸杞子性味甘平,有补肾益精、补血宁神、养肝明目功效。一般用于治疗肾阴亏损、肝气不足、下肢无力、头晕耳鸣、遗精不孕、视力减退、面色萎黄等。

范大姐:**在补肾方面,枸杞子跟鹿茸、冬虫夏草、何首乌等中药有什么不同?**

钱松洋:不同之处在于枸杞子有阴阳双补作用。《本草纲目》中有一句话——"离家千里勿食枸杞。"因为枸杞子有补肾壮阳作用,男人离家

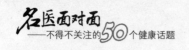

在外就不要吃,枸杞子壮阳的效果非常好。枸杞子的另一个好处是性平,既可以做药又可以食用,而且价格便宜,老百姓都能够承受。

范大姐: 枸杞子可以延年益寿,主要是什么成分起作用?

钱松洋: 枸杞子的主要成分是枸杞多糖,能够增强骨髓造血功能,调节机体免疫力,具有延缓衰老和抗疲劳作用。

范大姐: 哪些人群不适合服用枸杞子呢?

钱松洋: 脾胃虚弱的人,要少吃枸杞子,因为不容易吸收,每天5克左右即可。感冒的人也不能吃,因为感冒是发散的,而枸杞子有补益作用,服用枸杞子,感冒就发散不了,较难恢复。此外,患炎症、腹泻的人也不能吃枸杞子。

范大姐: 小孩可以服用枸杞子吗?

钱松洋: 可以,但是量要少一点,每天4~5克,最好泡水喝。

范大姐: 枸杞子比较适合哪些人服用?

钱松洋: 体质虚弱的人吃枸杞子比较好。枸杞子是阴阳双补,就是说热体的人可以吃,寒体的人也可以吃。而且比较温和,不是大补,是比较平和的补。

范大姐: 怎样服用枸杞子比较容易吸收?

钱松洋: 干嚼,就像吃葡萄干一样。

范大姐: 购买枸杞子的时候怎样挑选?

钱松洋: 宁夏产的枸杞子品质最好,应该首选宁夏产的枸杞子。宁夏的枸杞子有哪些特点呢?一是比较饱满,粒大,肉多;二是口味好,宁夏产的枸杞子甜度高,入口先是甜的,到最后有点酸;三是有柄痕,在枸杞子的后面有一个小小的白点叫做柄痕,因为宁夏枸杞子比较饱满,所以留下来的柄痕比较大,而别处产的枸杞子不太看得出柄痕,就算有柄痕也不大;四是颜色,枸杞子正常的颜色是暗红色,而不是鲜红色。只有用硫黄熏过,或者染过色才会呈现鲜红色,所以挑选枸杞子不要选鲜红色的。

范大姐: 什么时间服用枸杞子比较好?每次服用多少比较合适?

钱松洋: 为了达到补益或者美容养颜的功效,每天吃20克左右比较好,分两次吃,早、晚各一次,每次10克,饭前嚼了吃下去。我可以举一个例子,我的老师是全国名老中医药指导老师徐锡山,他今年已经85岁了,还坚持每周两个上午到我们医院来上班,而且是自己骑自行车来。他的养生秘诀就是每天吃 20 克枸杞子,早、晚干吃,已经坚持几十年了。

范大姐: 听说枸杞子可以明目,孕妇能不能服用?

钱松洋: 虽然枸杞子性味甘平,一般人都可以吃,但是孕妇不一样,因为直接关系到胎儿发育。胎儿正在发育之中,各系统功能都不是很健全。是药三分毒,枸杞子也是一种中药。所以我建议孕妇应当在医生指导下服用。

范大姐: 胃肠炎和结肠炎患者能不能服用枸杞子?

钱松洋: 有胃肠炎和结肠炎的人尽量不要服用枸杞子,因为吸收不了,最好等炎症消退了再服用。

范大姐: 枸杞子可以和西洋参一起服用吗?

钱松洋: 可以。

范大姐: 枸杞子还可以和哪些药材或者食物一起服用?

钱松洋: 可以同菊花一起泡茶喝。菊花有明目作用,枸杞子养肝明目,所以枸杞子泡菊花养肝明目功效很好。平常在办公室里,可以用枸杞子、菊花泡水喝。

范大姐: 枸杞子是热性还是凉性?便秘患者可以不可以服用?

钱松洋: 枸杞子性味甘平,有补益作用。有便秘的人可以将枸杞子同西洋参一起服用,西洋参性凉,一起泡水喝有润肠作用。腹泻的人不能服用枸杞子,也是这个道理。

范大姐: 高血脂患者可以将西洋参、枸杞子、三七花泡在一起服用吗?

钱松洋: 可以。三种中药都可以泡在一起服用。

范大姐: 枸杞子和绿茶一起泡着喝行不行?

钱松洋: 不行。因为绿茶的主要成分是鞣酸,鞣酸同枸杞子里的枸杞多糖发生作用,可以让枸杞多糖沉淀下来,发挥不了枸杞子的功效。但是红茶可以和枸杞子一起泡水喝,因为红茶经过发酵,鞣酸成分已经破坏了,红茶配枸杞子可以养肝明目。

范大姐: 枸杞子和太子参、胖大海一起泡水喝行不行?

钱松洋: 可以。枸杞子比较平和,除了绿茶,可以和任何中药或食物搭配服用。

范大姐: 枸杞子对脂肪肝有没有治疗作用?

钱松洋: 实验证明,枸杞子对预防脂肪肝有一定的作用。不过,对于

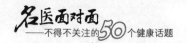

已经形成的脂肪肝,枸杞子就无能为力了。

范大姐:枸杞子是甜的,糖尿病患者可以吃吗?

钱松洋:枸杞子对糖尿病患者也有好处。因为枸杞子的甜对糖尿病患者来说不会成为负担。糖尿病患者可以干吃,也可以用来蒸蛋吃,蒸鸡蛋羹的时候放一点枸杞子就行了。

范大姐:怎样判断枸杞子是新鲜的还是过期了?

钱松洋:如果枸杞子变成黑色,就是变质了,不能再吃了。

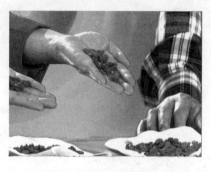

范大姐:怎样保存枸杞子?保质期是多久?

钱松洋:枸杞子要放在干燥的地方或者冰箱里保存,不要受潮。因为枸杞子的有效成分是枸杞多糖,如果受潮,枸杞多糖就会变质。枸杞子的保质期一般是 2 年。

阴虚,你补对了吗

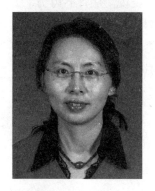

嘉宾

陈 珺
浙江省中医院中医内科副
主任医师、医学硕士、全国
名老中医学术继承人

阴虚怎么补?中医学认为,阴虚应补其不足,在滋补过程中,应当遵循"滋阴潜阳"的原则,"潜"就是指平息阳火。体质虚弱的人,应当在医生指导下适时进补。中医补益可以分为四大类:补气、补血、补阴、补阳。先要分清自己的体质,再有针对性地滋补调养。《黄帝内经》中提到"春夏养阳,秋冬养阴",秋冬季节天气寒冷,这个时候补阴能够为人体健康打下良好的基础,有效抵御寒邪侵袭。

引言

范大姐:有句话叫做"春夏养阳,秋冬养阴",秋冬这么冷了,为什么还要补阴呢?

陈 珺:这是《黄帝内经》里提到的一个养生原则。秋天的时候,天气寒冷了,人体需要一定的营养基础,以抵御寒邪侵袭。养太阴之气、养少阴之气,可以为人体健康打下一个良好的基础,所以"秋冬养阴"是我们老祖宗留下来的养生原则。

范大姐:什么叫做阴虚?

陈 珺:比如有的人口唇干燥、皮肤干燥;有的人到了秋天很容易掉头发,或者头发变得特别脆,早上起床的时候枕头上都是头发;还有的人

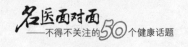

觉得腰酸腿软，足跟疼痛；还有的人到了秋冬季节大便干燥，容易便秘。以上都是阴虚的表现。

范大姐： 有的人很怕热，容易出汗，稍微一动就会出很多汗，这是什么原因？

陈　珺： 中医学认为，"阴虚则热，阳虚则寒"，就是说阳虚的人典型症状是怕冷，阴虚的人典型症状就是热。热有不同的表现，有的人感到脸上热，有的人手心、脚心热，还有的人热在心里，总是感到烦躁不安。这些情况应该是阴虚的表现。

范大姐： 有的人脸特别红，腰酸腿软，早晨起床后感觉很累，就像走了几十里路一样。这是什么原因？

陈　珺： 脸红怕热，虚火上炎，腰酸是肾阴亏的表现。阴阳不可分，在一定条件下可以相互转化。第一，这种人看上去体形不胖，偏瘦；第二脸色发红；第三，舌苔色泽比较红，没有舌苔，舌面有裂纹。这些都符合阴虚的表现，偏于肾阴虚，同时又容易口干，综合分析，应该属于肺肾阴虚。

范大姐： 有句俗话"人过四十，阴气大半"。在临床上，阴虚的人大多数是什么年龄？

陈　珺： 现在30～50岁的人，阴虚特别多见。在这一阶段，有家庭有孩子，上有老下有小，工作压力又非常大，经常熬夜，饮食也不是很有规律，所以容易发生阴虚。

范大姐： 老年人经常说："你不要吃那么多瓜子，要上火的。"那么吃瓜子会不会伤阴呢？

陈　珺： 从中医学角度来看，瓜子仁、核桃仁是润的，但是加工的过程是热的。山核桃是怎么加工的？是高温烘烤或者炒出来的。吃瓜子仁不会引起阴虚，但是瓜子壳上有姜、蒜、花椒，添加的这些辅料是偏热的，所以嗑瓜子容易上火。我向大家介绍一个小窍门，吃瓜子的时候，最好不要用嘴嗑瓜子，改用手剥，这样就可以减少上火。有便秘的人，瓜子仁、核桃仁都可以吃，还能治疗便秘，但是注意只吃里面的仁，不要碰外面的壳。

范大姐： 阴虚患者有哪些表现？

陈　珺： 肺阴虚的主要表现是口干舌燥、干咳。一到秋天北风一起，就感觉喉咙里好像总是有东西。刷牙的时候，轻轻一咳嗽，好像痰里面带有一点点血丝，这种情况就是肺阴虚。

心阴虚的主要表现是心慌，心里好像总是有心事。遇到事情容易受惊吓,心里发慌,失眠,再结合其他症状判断,比如容易口干、大便干燥,这种情况就是心阴虚。

很多老年人有糖尿病,容易口干,但是胃口特别好。舌面很光滑,没有舌苔,舌面裂纹很深,这种情况就是胃阴虚。

肾阴虚更多见,比如女性到了更年期,常常心里特别烦躁,一阵阵的潮热,皮肤有色斑,容易疲劳,腰酸腿软,做什么事都提不起劲,这种情况往往是肾阴虚的表现。

范大姐:生活中怎样缓解阴虚症状呢?

陈　珺:可以用耳穴按摩的方法。人体最养阴的位置在耳部神门穴。在耳朵内侧靠近脸的位置,有三个腔。最下面的腔叫耳甲舱,第二个腔叫耳甲艇,最里面是最小的腔,近似三角形,叫三角窝,在三角窝里面有一个神门穴,按压这个穴位可以养阴。每天按压 200 下,两只手在两侧耳朵同时进行,按压力度以酸胀为度。此外,在外耳道开口的上面,有一个内分泌反射区,每天按摩 200 下,也有养阴生津的作用。

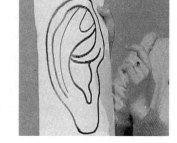

范大姐:有些人容易面部发红,应该按摩什么地方呢?

陈　珺:耳垂。搓揉耳垂 100 下,然后往下拉耳垂 100 下。治疗舌头发红、脸颊发红、面部发红效果很好。

范大姐:食疗对阴虚有效吗?

陈　珺:阴虚的人可以常吃蜂蜜、猪蹄、鸭肉、兔肉等,兔肉性偏凉,可以养阴。菠菜、黑木耳、银耳都可以吃。还有甘蔗,养阴、生津、补阴效果比较好。

范大姐:煮粥时放一些枸杞子,阴虚的人可以吃吗?

陈　珺:枸杞子粥是一种非常好的养阴食物。日常生活中,有的人煮粥时放一些枸杞子、百合和红枣,有的人烧汤时放一点枸杞子,这些都是很好的养阴药膳。枸杞子可以养肾阴、养肝阴。比如现代人用电脑很多,眼睛容易疲劳,可以用枸杞子泡茶或者煮汤,也可以加点菊花,明目效果很好。

范大姐:阴虚的人冬天进补,是红参好还是白参好?

陈　珺:人参有很多种,如野山参、别直参、红参、白参,还有西洋参、

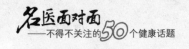

北沙参、南沙参等。野山参最适合阴虚的人服用，因为野山参气阴双补，不上火。红参不适合阴虚的人服用，常见的红参有高丽参。

范大姐：有一味中成药叫做地黄丸，是不是补阴效果比较好？

陈　珺：地黄丸有很多种，最常用的是六味地黄丸，六味地黄丸原来是儿科方剂。我们知道，小孩子头顶上有囟门，如果先天不足，这个囟门是不会闭合的。所以，老中医看儿科，一看到3岁以下的儿童，肯定要摸一摸小孩子的头顶。如果囟门没有长好或者延迟闭合，就是先天不足，中医学称为肾精不足，就需要给小孩子吃六味地黄丸。

除了六味地黄丸，还有杞菊地黄丸、知柏地黄丸、麦味地黄丸，它们的作用是不同的。杞菊地黄丸是针对肝肾阴虚；知柏地黄丸用于阴虚火热，有的人总是感觉心里烦躁不安，手心、脚心发热，晚上经常出汗，也可以服用知柏地黄丸，因为知柏地黄丸除了补阴，还有降火的功效；麦味地黄丸的主要成分是麦冬、五味子，适用于肺肾阴虚，比如干咳、慢性支气管炎，这种情况可以服用麦味地黄丸，养肺阴兼补肺气。对于动不动就要气短的人，可以服用麦味地黄丸。

总之，不同的地黄丸，作用是不同的，大家服用的时候，一定要在医生指导下对症下药。

范大姐：有一句俗话叫"虚不受补"，已经阴虚了，还能进补吗？

陈　珺：第一是对虚怎么理解；第二是对补的把握。有的人性子急，一听医生说他身体虚，就拼命进补，还有的人让医生用好药，什么药贵就用什么药。我的建议是，阴虚可以进补，但是进补不能迅补，要平补、清补，药效要缓一点，不能过猛。阴虚的人身体各方面功能都要弱一点，如果进补太多、太猛，人体吸收不了，反而会对身体造成一定的损害。所以，最好的办法是找专业中医师，辨证论治，然后采用平补的方式进补。

"汤汤水水"秋不燥

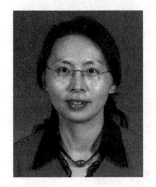

嘉宾

陈 珺
浙江省中医院中医内科副
主任医师、医学硕士、全国
名老中医学术继承人

立秋之后,天气由热渐凉,进入"阳消阴长"的过渡阶段,人体会相应发生一些变化,比如口干、咽喉干、皮肤干燥、大便干燥、头发易脱落等。秋季应当注意保养内守之阴气,凡起居、饮食、精神、运动等方面的调摄均不能离开"养收"这一原则,这个时候就需要适当进补,为冬季进补打好基础。合理进补不仅可以弥补夏季的过度消耗,还能增强对寒冷天气的适应能力。秋季益气吃什么?补阴吃什么?祛湿吃什么?

范大姐:秋季人体会发生哪些变化?

陈 珺:这个季节人体感觉特别干,比如口干、咽喉干,有的人感觉咽喉痛,有的人觉得皮肤特别干燥,比如女性皮肤皱纹增加,还有的人大便干燥、头发脱落特别多,这些都是秋季人体的变化。我们讲的燥邪,是指秋天到冬天这个过渡阶段人体发生的一些变化。

范大姐:在秋季补什么好?

陈 珺:秋季进补是为冬季进补打基础。中医学讲究天人相应,人体的五脏——心、肝、脾、肺、肾对应各个季节,秋季对应肺,所以秋季适合养肺。在秋季,会明显感觉口干舌燥,神情倦怠,这些人存在气虚或阴虚,

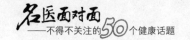

或者两者兼而有之，即气阴两虚。阴液是人体非常重要的物质基础，比如血液、唾液、胃液、津液都属于阴液。阴虚可能会引起一些疾病，与胃液有关的如咽炎、胃炎、消化性溃疡，还有呼吸道疾病如哮喘、支气管炎，在秋季比较多发。

范大姐： 秋季"益气"吃什么？

陈　珺： 可以吃山药。山药在中国已经有几千年的种植历史了，是一种药食同源的食材，既可以入药，又可以食用。从中医学角度来讲，山药性平味甘，口味比较好，主要补肺脾之气，可以补肺、补脾，同时又有补肾作用，补肾固精。中医学认为，山药补肺健脾，还能生津液，促进小孩生长发育。从营养学角度来讲，山药具有很多特殊营养成分。首先，山药含有丰富的黏蛋白，把山药的皮削掉后，摸起来很黏，这就是丰富的黏蛋白，黏蛋白可以防止脂类物质沉积在血管壁，有预防动脉硬化的作用，老年人应多吃山药；其次，山药含有丰富的皂甙，这一点跟人参相似。所以山药有补脾肺之气的作用，还能降血脂、保护胃黏膜，帮助消化系统恢复生理功能；第三，山药含有丰富的维生素，尤其是维生素C的含量特别高，有抗氧化作用，医学研究证实，山药可以增强人体免疫功能，有抗衰老作用。女性朋友特别怕胖，山药还有一个好处，有助于减肥。山药含有少量淀粉、蛋白质，含糖量很低，不是特别甜，所以适合在秋季吃。

山药枸杞排骨汤

配料： 铁棍山药500克，猪排骨500克，枸杞子25克，黄酒、姜片各适量。

制作： 先把猪排骨、山药切块，猪排骨洗净，放进沸水中焯5分钟，沥干水分。在锅里重新加水烧开，放进排骨、黄酒和姜片，用中火烧开后转文火慢炖。炖至猪排骨五六成熟时，将山药下锅一起炖。在煲汤时，排骨要等水烧开了再下锅，避免忽冷忽热导致蛋白质变性，猪排骨反而不容易炖烂。猪排骨和山药都炖熟后，放入枸杞子，再炖30分钟即可。

功效： 健脾益肾，滋阴润肺，益面色，坚筋骨。适宜阴虚者食用。

小贴士

范大姐：秋季"养阴"吃什么？

陈　珺：可以吃南瓜。南瓜是一种常见食品，口味非常好。南瓜性温，秋天天气有点凉，南瓜入肺胃经，补肺、益胃，适合在秋季吃。南瓜含有果胶、脂肪酸，还有微量元素如锌、钴。锌、钴是小孩生长发育必不可少的物质，有益智、助长作用。南瓜是黄色的，黄色瓜果含 β- 胡萝卜素，β- 胡萝卜素有明目作用，多吃南瓜对视力有好处。对于糖尿病患者，一般不推荐吃老南瓜，因为老南瓜含糖量相对高一点，最好吃嫩南瓜，青皮南瓜炒着吃，既可以摄取南瓜中的各种营养物质，又不用担心血糖升高。

蜂蜜蒸老南瓜

配料：老南瓜 500 克，白糖、蜂蜜各适量。

制作：先将老南瓜洗净，切块，然后撒上白糖，浇上蜂蜜，放进家用普通蒸锅，蒸 30 分钟即可。

功效：补肺肾，止咳喘。适宜阴虚者食用。

小贴士

范大姐：秋季吃枸杞子有什么好处？

陈　珺：枸杞子性平味甘，补肝肾，山药跟枸杞子搭配，一个补气为主，一个养阴为主，是非常合理的搭配，适合在秋季吃。

范大姐：秋季防脱发可以吃什么？

陈　珺：推荐芝麻、核桃仁。芝麻可以跟核桃仁混合在一起磨成粉，每天早上起床后吃两勺，再在两餐之间吃两勺。中医学认为，发为"血之余"，也就是说头发要靠气血供养。而芝麻、核桃仁养阴、补血，有补肾益精的作用。

范大姐：秋季"祛湿"可以吃什么？

陈　珺：祛湿的食物有白扁豆、米仁、冬瓜，冬瓜含水分比较多，很适合在秋季吃。还有梨、柚子、甘蔗等，甘蔗有清热、养阴、生津功效，还有利尿作用。还有一种水果是大枣，新鲜大枣入脾胃经，健脾胃，而且补虚功效比较好。五脏虚损者，特别适合吃大枣。大枣既是一种中药材，又是一种时令水果。还有橘子，但是热性体质的人不宜多吃。

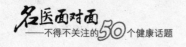
冬季吃"黑"能护肾吗

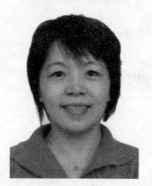

马红珍
浙江省中医院肾病科主
任、主任中医师、教授、医
学硕士

嘉宾

肾脏是一个"沉默"的器官,生了病都深藏不露,而且还不痛不痒,这样反而让大家心里更加不踏实。肾是先天之本、生命之源,人的生长、发育、成熟、衰老都与肾有密切关系,肾的健康对于保证生长发育、生殖系统活力非常重要。中医学认为,五色入五脏,不同颜色的食物,养生保健的功效不同。《黄帝内经》指出:白色润肺,黄色益脾,红色补心,青色养肝,黑色入肾。吃黑色食物对肾肯定有好处吗?

引言

彤　瑶:有人认为,衰老首先从肾开始,这种说法对吗?

马红珍:这个说法是有道理的。中医学认为,肾为先天之本,人体生长发育、成熟、衰老,跟肾都有密切关系。当人体开始衰老时是有信号的。从中医学角度来看,就是肾逐渐亏虚了,进而出现一系列衰老的症状。

中医学讲究"七七八八"。"七七"是指女性二七(14岁)左右,肾开始生长旺盛,一直到五七或者六七,也就是到35岁或者42岁以后,女性的肾开始逐渐衰退。男性稍微迟一点,因为男性是按"八八"计算,要到五八(40岁)或者六八(48岁)以后,男性的肾才开始出现衰退的迹象。

彤 瑶：现在有很多年轻人动不动就说腰酸腿痛、腿脚无力，是不是肾虚了？

马红珍：从中医学理论来讲，这种情况并不一定是真正的肾虚，而只是一种亚健康状态。所谓亚健康，就是平时生活不规律，运动太少，从而引发了一系列不适症状。

彤 瑶：中医学讲究五色入五脏，黑色入肾，是不是可以这么理解，凡是黑色的食物，对肾都有好处？

马红珍：中医学理论是跟中国古代哲学联系在一起的，跟阴阳五行学说是相对应的。中医学认为，五脏对应五色，比如红色入心，青色入肝，黄色入脾，白色入肺，黑色入肾。民间认为，吃黑色的食品能够补肾，其实不然。因为肾虚是一个很笼统的概念，有肾阴虚、肾阳虚，而黑色食品很多，不是所有的黑色食品对肾都有益。

彤 瑶：黑豆、黑木耳对肾有好处吗？

马红珍：说到黑色食物补肾，老百姓首先想到的就是黑豆。如果身体健康是可以的，因为吃进去能够消化。如果患有慢性肾病，特别是肾功能不全，就应当慎重一点。黑豆植物蛋白质含量非常高，从蛋白质代谢的角度来说，植物蛋白质分解后产生很多非蛋白氮，需要通过肾脏排泄到体外。所以，摄入过多的黑豆，对于慢性肾功能不全患者来说，不但没有益处，还可能加重肾脏负担。

黑木耳含膳食纤维比较丰富，蛋白质含量比较低，肾功能不全患者可以吃。

彤 瑶：蔬菜类比如菠菜、冬瓜，对肾有好处吗？

马红珍：一般来说，这些蔬菜含有很丰富的维生素，如果是肾功能不全患者，特别是肾功能接近衰竭或者正在接受血液透析的患者，就要注意了。菠菜含钾量比较高，钾需要通过肾脏排泄。在肾功能衰退的时候，吃含钾量高的食物应当适可而止。相对而言，冬瓜含钾量少，从中医学角度讲，冬瓜还有利尿作用，可以吃。利尿排水的蔬菜对于肾病患者来说，应该是适宜的。

彤 瑶：肾不好的人可以吃酱油吗？

马红珍：酱油含钠量比较高，慢性肾病患者或者高血压有水肿的患者，应当少吃。因为摄入钠过多的话，容易导致水钠潴留，出现水肿，血压不容易控制,同时增加肾脏的负担。所以,并不是黑色食物都是好的,像酱油这种黑色的调味料,反而对肾病患者不好,应当尽量少吃或者忌口。

彤　瑶:对于肾功能不太好的人来说,还有哪些食物不能随便吃?

马红珍:肾功能不太好的人要少摄入钠、钾。大家对钠的了解比较多,而对钾的关注相对较少。钾是人体很重要的阳离子,跟心肌细胞的关系很密切,钾摄入过多或者过少,都会引起心律失常。正常情况下,摄入的钾多,肾脏排泄的钾也多,摄入的钾少,肾脏排泄的钾也少。在肾功能不全的情况下,摄入钾以后,肾脏没有能力进行钾代谢平衡的调节,钾摄入过多,肾脏排泄没有增加,就会造成钾在体内蓄积,血钾升高,导致心律失常,这非常危险,严重时还会引起恶性心律失常,甚至心脏停搏。香蕉、橘子属于含钾量比较高的水果,慢性肾功能不全患者应当避免。

彤　瑶:肾结石是不是因为体内的矿物质含量增多所致?

马红珍:肾结石的病因很复杂。首先跟体质有关,有些人由于某些酶的缺陷,体内容易生成结石;其次跟饮食有关,含钙高的食物吃得太多,也容易得结石,比如虾米、海鲜、高钙牛奶、某些营养品,含钙量都比较高,这些食物摄入过多,都可能导致肾结石。

彤　瑶:日常饮食中,每天食盐的摄入量以多少为宜?

马红珍:相对于其他国家来说,中国人的食盐摄入量可能多了一点,特别是北方地区,口味比较重,江浙地区少一点,最少的是广东,广东人煲汤时食盐放得很少。实际上,从健康的角度讲,主张低盐饮食。每天食盐的用量究竟多少最合理、最安全呢?一般而言,为了兼顾身体健康及菜肴的口感,每天食盐的摄入量以 5~10 克比较合适。少于 5 克是低盐饮食,以普通人的口感,会觉得菜比较淡,吃起来味道不太好;多于 10 克对身体健康有影响。比较直观、形象的表述就是每天一勺盐。

彤　瑶:磷是人体必需的微量元素。磷吃多了对肾也不好,对吗?

马红珍:对。正常情况下,磷储存在肌肉、骨骼里面。大多数磷都是通过食物摄入,肾脏排泄。在肾功能不全的情况下,磷的排泄减少了,如果磷在体内蓄积就会带来肌肉、骨骼、心脏等方面的危害。

因为磷主要是通过食物摄入,所以要限制磷的摄入量,就一定要管住自己的嘴。哪些食物磷含量高,哪些食物磷含量低呢?海鲜含磷量都很高,还有坚果类,比如山核桃、瓜子、花生含磷量也比较高。对于慢性肾病患者来说,这些食物都需要限制。含磷量低的食物有河虾、草鱼、胡萝卜、茄子、西红柿、梨、苹果,这些都适合慢性肾病患者吃。

彤　瑶：**慢性肾病患者需要限制钙的摄入吗？**

马红珍：对于慢性肾病患者来说,不用限制钙的摄入。因为肾功能不全的时候,往往伴有低血钙,可以适当补充一些钙。

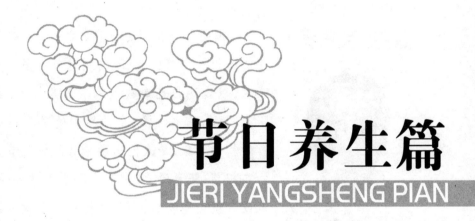

节日养生篇

JIERI YANGSHENG PIAN

清明时节当心"扫墓病"

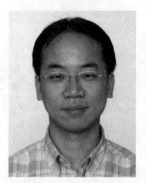

张 茂
浙江大学医学院附属第二
医院急诊科主任、博导

　　清明节是我国传统节日之一，也是最重要的祭祀和扫墓的节日。清明时节很多人都去扫墓，以表达自己对故人的敬意与怀念。此时春光明媚、草木吐翠，自然界到处呈现一派生机勃勃的景象，是人们出游踏青的好时节。然而，在扫墓、踏青时，常常有人不小心被香烛烫伤，或者被虫蛇咬伤，因此掌握一些急救常识非常重要。

范大姐： **不小心被香烛烧烫伤怎么办？**

　　张 茂：第一，尽快脱离热源，包括着火的地方或烫的物品；第二，可以就近采取降温措施，比如用清水冲洗创面。如果创面浅，可以涂一点烧伤膏；如果创面比较大、伤口比较深，就要到医院去处理，千万不要自己涂麻油或者酱油。创面可以用干净的纱布覆盖，如果没有纱布，可以用干净的衣物包起来，然后到医院就诊。特别严重的烧烫伤，体液的丢失量比较大，要注意补充水分。

　　范大姐： **麻油、酱油、牙膏涂抹在烧烫伤处有用吗？**

　　张 茂：这种处理方式不是很科学，对于一些轻微烧烫伤，采用这样的方法或许没有坏作用，但是对创面大而且深的烧烫伤，肯定会造成不良后果。因为烧烫伤的早期处理主要是降低皮肤温度,如果用这些东西涂抹,不利于热量传导;如果涂抹的东西有颜色,比如酱油,等于将创面染色,不利于医生准确判断烧烫伤的程度、范围。用清水冲洗创面是最好的办法。

范大姐:*烫伤的水疱要不要挑破?*

张 茂:如果把水疱挑破,就会存在感染的风险,因为刺破水疱使用的器具可能不是无菌的,这样容易引起继发感染,甚至更加严重的问题。水疱如果不是特别大,一般会自动吸收。如果真的要挑破,建议还是去医院。一般来说,表浅烧烫伤不会留疤,如果是Ⅱ度以上烧烫伤,多少会留一点疤。总之,早期处理很重要。

范大姐:*虫蛇咬伤应该怎样处理?*

张 茂:如果手指头被虫蛇咬伤,在伤口近端结扎就可以了。如果手掌或前臂被虫蛇咬伤,结扎的部位一般在伤口上方10厘米左右处。如果用医用橡皮条或者自带的布条结扎,那么结扎的松紧度应当以阻断静脉血和淋巴回流为宜,不要影响动脉血的供应,结扎的目的是避免毒素扩散到全身。当然,结扎以后最重要的是尽快送伤者到医院去处理。一般来说,结扎30分钟之后需要松开几秒钟,观察一下,应当尽快送到医院救治。

如果被无毒蛇咬伤,处理办法会简单一点;如果被有毒蛇咬伤,后续处理就会复杂得多。分辨蛇的种类需要专业知识,就医时应当尽量描述蛇的外形,比如毒蛇头的形状,毒蛇牙痕的排列方式,这有助于分辨蛇的种类,对于后续处理非常重要。

范大姐:*被蛇咬伤后,有人用嘴把血吸出来,这样做科学吗?*

张 茂:这种做法有一定的科学道理。因为被蛇咬伤后,最关键的处理就是避免蛇毒进入体内血液循环,在紧急情况下,可以用嘴吸或者用拔火罐的办法,尽快排出蛇毒。如果用嘴吸,一定要注意口腔黏膜有没有伤口,避免用嘴吸的人中毒。最好的办法是拔火罐,或者先包扎起来,尽快送到医院救治。

范大姐:*被蜜蜂蜇伤怎么办?*

张 茂:首先不要招惹蜜蜂,以避免蜜蜂攻击。如果真的被蜜蜂蜇伤,应当尽快处理。蜜蜂一般有蜂刺,最好能够把蜂刺挤出来,或者用镊子把蜂刺拔出来。还有一个办法，就是用碱性肥皂水涂洗伤口。

范大姐： *摔、碰、擦伤了怎么办？*

张 茂： 如果出血，首先应该止血，比较简单的办法是用干净的纱布（出门的时候记得带上小包装的纱布）包扎止血，避免进一步出血；其次，如果有骨折，可以采用简单的办法固定好，比如用树枝、木条等固定骨折处，然后尽快到医院处理。

范大姐： *皮肤过敏了怎么办？*

张 茂： 过敏体质的人出行，一定要做好防护工作。第一，避免长时间在烈日下暴晒；第二，适当涂点防晒霜。但是防晒霜也是一把双刃剑，如果皮肤太娇嫩，防晒霜涂多了反而会引起过敏。最好的办法是尽量避免强光照射，比如穿长袖衣服。如果皮肤晒伤了，或者出现脱皮、过敏现象，千万不要用热水敷，可以用清水洗净后，适当用一些护肤品，避免再次晒伤。皮肤晒伤后，需要时间慢慢修复。

范大姐： *节假日出门游玩吃坏了肚子怎么办？*

张 茂： 吃坏肚子往往是指细菌性胃肠炎。也就是说食物不干净，被细菌污染了，导致细菌性腹泻。这时首先要停止吃这些食物，然后吃一点黄连素。如果腹泻严重，应当尽快去医院就诊，因为有些细菌比较特殊，需要特殊处理。还有一种情况是过敏性腹泻，比如吃海鲜引起的，又比如有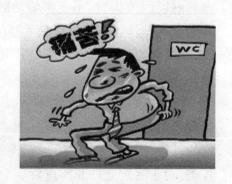些人喝牛奶也拉肚子，这类患者往往有过敏病史，应当尽量避免摄入这些食物，可以适当吃一点抗过敏的药，比如泻立停。不过，过敏性腹泻患者吃黄连素没有用。

端午习俗的养生之道

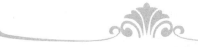

嘉宾

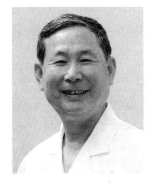

董襄国
"国医大师"何任的大弟
子、浙江中医药大学教授

端午节是我国的传统节日,在节日期间,各地有许多民俗活动,比如吃粽子、挂香囊、悬菖蒲艾叶、喝雄黄酒、划龙舟等,这些习俗都与养生保健有联系,表达了古人祈求健康体魄的美好愿望。在现代人的生活方式里,端午节的一些古老习俗已经慢慢被摒弃,殊不知,端午节的传统习俗蕴含着许多养生奥秘。

引言

范大姐: **端午节为什么要喝雄黄酒?**

董襄国: 根据我国传统习俗,端午节要喝雄黄酒。但是现在看来,喝雄黄酒已经不合适了,因为雄黄的主要化学成分是硫化砷,是一种含汞物质,吃多了容易中毒,现在不主张喝雄黄酒。那么雄黄有什么用呢?拿来在小孩子头上划一划,耳朵上点一点,这是什么意思呢?因为端午是一个"凶日",也就是"五毒"容易出来的日子,"五毒"即蜈蚣、蛇、蝎子、蟾蜍、壁虎。古人已经知道,要想强身健体就要防止病邪入侵,雄黄能够驱除病邪,拿一点雄黄划一划、涂一涂,能够驱除病邪。

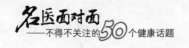

范大姐：吃苦味食物能让身体消暑排毒吗？

董襄国：中医学认为，苦味食物能清心。端午以后，天气越来越热，热可伤心，吃苦味食物如苦瓜、莲子等，能够降"心火"。大蒜辛温发散，而且能够解毒，夏天容易患皮肤病、脾胃疾病、肠道疾病，吃大蒜能够预防。所以，主张端午吃大蒜及苦味食物。

范大姐：有人说吃辣可以排汗，在这个季节多吃点辣椒行不行？

董襄国：辛辣食物适当吃一点也可以，可以散散汗，但是不能吃得过多。如果辛辣食物吃得过多，出汗多了，反而对身体有害。

范大姐：挂香囊，悬艾叶菖蒲，是不是也是端午养生的一部分？

董襄国：菖蒲有醒脑作用。夏天，人容易昏昏沉沉的，悬挂菖蒲能够醒脑、安神，精神就好了。艾叶性温，能够驱邪。在这个季节，小孩子身上可以挂个香袋，或者挂在车子里、房间里也行，能够开窍、提神，也能够驱蚊虫、祛病邪。香袋里面是中药，有各种不同的中药配方。

范大姐：端午节除了划龙舟，还有什么运动比较适合？

董襄国：端午节有一个重要的民俗活动就是划龙舟，划龙舟据说是为了纪念屈原，实际上，现在已经成为一项全民的体育运动，运动对于人体健康非常重要。伏尔泰说，生命在于运动；中国古人也认为，流水不腐，户枢不蠹，形体亦然也。除了划龙舟，我认为最好的运动还是散步，特别是对一些年老体弱、生病、怀孕者。俗话说，饭后百步走，活到九十九，不是没有道理，尤其在傍晚的树林中，负氧离子特别丰富，使人神清气爽，适宜散步。

范大姐：端午期间还容易发生哪些疾病？

董襄国：端午时节已经进入夏天了，夏天以暑气当令，多见的是疰夏，症状是身体疲乏、胃口不好、大便干燥或稀溏。另外，夏天暑湿结合侵入人体，脾胃病比较多见。此外，皮肤病、虫蛇咬伤的情况也比较多见，应当引起重视。

范大姐：怎样预防和治疗疰夏呢？

董襄国：夏天要避免太阳暴晒，注意休息，因为睡眠不好催人老。建议多吃西瓜，特别在南方地区，吃西瓜可以起到防暑作用。中医学称西瓜为"天然白虎汤"，能清暑、养颜、健身，对人体健康有好处。另外，要适当喝水，在夏天，每天起码喝水 1000～1500 毫升，如果出汗多，还要喝得更多。

范大姐：夏季容易出现脾胃不适，在饮食方面应该注意什么？

董襄国：脾胃病主要由三大原因造成，一是气坏的；二是感染的，比如幽门螺旋杆菌感染；三是吃坏的。吃坏的包括吃生的、冷的，过饥、过饱。特别是冷的，我建议夏天尽量少吃冷饮，特别是小孩子要少吃。同时我希望小孩子尽量少喝果汁类饮料，最好喝白开水。为什么说白开水最好呢？它符合人体的生理需求，而且最好喝长流水，更有益于人体健康。最好的水是天落水、泉水、山水，这些水当然没有条件喝到，那么喝自来水也好，但是要烧开了喝。

范大姐：夏季养生需要注意什么？

董襄国：第一从现在开始；第二要持之以恒；第三点最重要，就是不要伤害自己。夏天不要在烈日下暴晒，也不要整日整夜地玩而不睡觉，要保证充足的睡眠，防止健康透支，适当喝水。总之，要道法自然，要跟自然和谐共存。我认为晚上 11 点以前睡觉最好，早晨 6~7 点起床。如果有条件的话，我主张中午午睡半小时，如果没有条件午睡，也可以打个盹。午睡时间不宜太长，否则晚上睡不着，适得其反。

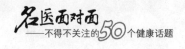
三天不吃青,鼻子冒火星

嘉宾

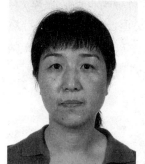

张建玲
浙江省中医院营养科医师

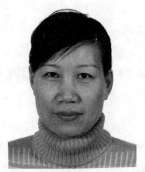

陈雅娟
浙江省中医院营养师

蔬菜对人体健康至关重要,可以为人体提供维生素、矿物质、膳食纤维,"人不可一日无菜"。春节期间,大鱼大肉吃多了,就想吃点清口的东西。我们就来讲讲春节期间应该怎样吃蔬菜、吃什么蔬菜,怎样搭配才能提高营养价值。

李 京:怎样搭配菜肴才能提高蔬菜的营养价值?

张建玲:胡萝卜、香菇、豆芽放在一起炒,维生素比较全面。蘑菇加上番茄、豆腐,既有蛋白质,又有维生素,营养也比较全面。胡萝卜炒土豆,虽然颜色好看了,但是土豆只含淀粉,胡萝卜只含β-胡萝卜素,维生素不是很全面。西兰花炒胡萝卜有一个好处,可以增强抗癌作用,这两种是抗癌作用比较强的蔬菜。

李 京:请给我们推荐几道搭配合理的家常菜,好吗?

张建玲:山药可以和豆腐一起烧。山药的主要功效是健脾,豆腐含蛋白质丰富,这样搭配人体吸收比较好。虾皮炒芹菜也可以,芹菜降血压、降血脂、降血糖效果很好,而且膳食纤维含量丰富,虾皮中含钙量相当丰富。

李　京： 给我们介绍几种维生素 C 含量高的蔬菜,好吗?

张建玲： 冬瓜是白色蔬菜,维生素 C 含量不算很高。深绿色蔬菜中维生素 C 含量最高,比如青菜、菠菜、芹菜,维生素 C 含量比较高,尤其是芹菜叶、莴笋叶,维生素 C 含量相当高。

李　京： 请再给大家推荐两道菜,好吗?

张建玲： 一个是胡萝卜烧肉,另一个是海带炖仔排。先说胡萝卜,很多人把胡萝卜打碎喝胡萝卜汁,其实这种吃法不利于胡萝卜素的吸收。吃胡萝卜的时候应当注意两点:一是要把胡萝卜切碎,切成小丁、小片都可以;二是炒胡萝卜的时候,一定要加上油,放菜油或者放猪油都可以。炖的时候,胡萝卜可以跟牛肉、猪肉一起炖,炖得熟烂一点,这样可以促进β-胡萝卜素的吸收,在体内转化成维生素 A,对眼睛、心血管都有很大好处。

海带也是一种健康食品,富含藻胶,是一种天然可溶性纤维素。海带含热量不高,但是营养价值非常高。海带可以跟仔排一起炖汤。仔排的脂肪含量比较高,把海带跟仔排放在一起炖,海带可以减少仔排的油腻。对于喜欢吃肉的人,这道菜可以降低胆固醇、脂肪,也可以瘦身、美容。海带炖仔排营养价值比较高,含有丰富的碘、钾,特别适合孕妇或者正在生长发育的儿童食用。

李　京： 可以再给我们推荐两道既营养又可口的家常菜吗?

张建玲： 一个是肉丝豆腐,另一个是香菇菜心。到了冬天,很多人喜欢把菠菜跟豆腐放在一起烧,可是菠菜含草酸比较高,而豆腐含钙、蛋白质,草酸跟钙一结合,形成草酸钙,容易引起泌尿系统结石、肾结石等,所以我推荐肉丝烧豆腐。因为肉里蛋白质含量很高,组成蛋白质的是氨基酸,这些氨基酸可以促进豆腐里钙的吸收。而豆腐里的钙也可以促进肉里铁的吸收。西红柿里的维生素 C 也可以促进豆腐里钙的吸收,所以把西红柿跟豆腐一起烧也挺好。

还有一道家常菜是香菇菜心。香菇富含 B 族维生素,绿叶青菜的维生素 C 含量很高,放在一起烧,香菇可以增加青菜的香味,而且冬天的青菜特别好吃,一般农药残留很少,还有点甜。

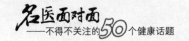

李　京：高血压患者吃南瓜有好处吗？

张建玲：青南瓜含热量比较低，膳食纤维含量比较丰富，适合高血压患者食用。但是老南瓜就不合适了，因为老南瓜含糖分和热量较多。

李　京：有的人冬天怕冷、手脚冰凉，吃韭菜、大蒜有助于提高抗寒能力吗？

陈雅娟：是的。人的体质分为四种：寒、凉、温、热。怕冷的人可以吃一点热性的食物，比如葱、姜、大蒜，这样可以调节阴阳平衡。

李　京：经常口渴、心烦、怕热的人吃什么比较好？

陈雅娟：口渴、心烦、怕热的人可以选择一些偏凉性、偏寒性的蔬菜、水果，比如大白菜、莴笋、菠菜、苦瓜。

李　京：芦笋有哪些功效？

张建玲：芦笋既能抗癌，又能瘦身。芦笋属十字花科，含有很强的抗癌成分，还含有丰富的维生素C、β-胡萝卜素等。此外，芦笋还含有丰富的膳食纤维，可以促进胃肠蠕动，大便通畅了，胆固醇、代谢废物就会带出来。除了芦笋，西红柿、芹菜也是既抗癌又瘦身的蔬菜，芹菜还能降血压、降血脂。胡萝卜是抗癌蔬菜，茄子是瘦身蔬菜。

李　京：什么蔬菜被称为"天然阿司匹林"？

张建玲：是黑木耳，它属于菌藻类，具有抗血小板聚集的作用，又称为"血管清道夫"，抗中风效果最好。其实，水果中也有一种"天然阿司匹林"，就是蓝莓。

李　京：红薯是"抗癌明星"吗？

张建玲：最近的研究证实，抗癌食品中排在最前列的是红薯，其次是芦笋、西兰花，所以红薯被称为"抗癌明星"。

李　京：呼吸道疾病、胃病患者冬天适合吃什么？

陈雅娟：可以吃萝卜，萝卜有润肺、化痰、止咳的作用。也可以吃蜂蜜，最好是早上空腹吃，用一勺蜂蜜加一点温开水。蜂蜜有润肠通便、化痰止咳、润肺的功能。但是蜂蜜含糖量比较高，如果是血糖高的人，最好不要吃。水芹菜是野生蔬菜，膳食纤维含量高，具有润肺化痰、凉血止血功能。胃病患者建议吃比较软的，如青南瓜，也可以喝一点红茶，可以暖胃。

怎样吃腌制食品既健康又安全

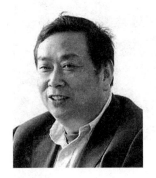

章志量
杭州师范大学生命与环境
科学学院副院长、硕导、医
学教授

腌制食品是我国传统食品,历史悠久,早在《齐民要术》中就有记载,一直流传至今。比如酱鸭、咸肉、腊肉、香肠、咸鱼干,还有抱腌菜、雪里蕻,这些腌制食品,老百姓都爱吃,成为普通百姓餐桌上的常备菜。可是现在有一种公认的说法,就是腌制食品中含有致癌物质,所以大家对腌制食品既爱又怕,那么腌制食品为什么受人喜爱?是不是真的不健康?到底能不能吃?怎样吃才能保证既健康又安全?

彤　瑶: **腌制食品为什么不健康?**

章志量: 因为腌制食品主要是富含蛋白质的肉类,蛋白质最主要的元素是氮。氮在自然界中会形成一种物质叫做硝酸盐,在制作腌制食品的过程中,又形成亚硝酸盐。亚硝酸盐也是到处都存在的,不仅腌肉里面有,蔬菜里面也有,特别是江浙一带的人比较喜欢吃的冬腌菜、雪里蕻、抱腌菜等,在腌制的第七天左右,亚硝酸盐含量最高,7天以后逐渐下降,到21天左右,含量比较低,但是到了30天以后,又会上升。亚硝酸盐已经被证实是一种致癌物质。

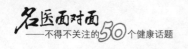
彤　瑶：在腌制过程中亚硝酸盐对腌制食品有什么作用？

章志量：第一，亚硝酸盐可以让腌制食品看起来颜色漂亮；第二，在腌制过程中，可以帮助杀菌消毒。在肉类或者蔬菜中，有一种肉毒杆菌，能产生肉毒素。肉毒素是一种神经毒，毒性到底有多强呢？假如把1克肉毒素分成100万份，每人分1份，吃下去立刻就会死亡。但是这么毒的东西却被亚硝酸盐杀死了，所以亚硝酸盐还是有作用的。

另外，亚硝酸盐本身并不致癌，只有在某些条件下，与氨基酸结合成为亚硝胺之后才会致癌。在人体胃肠道中，亚硝酸盐与蛋白质分解的氨基酸结合，也可以转化为亚硝胺。所以，吃腌制食品的时候，

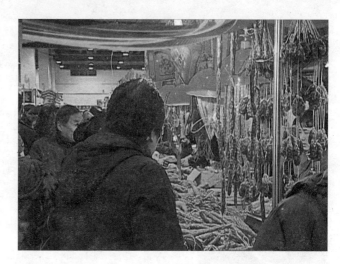

适当控制一点量，就能少产生亚硝胺。

彤　瑶：为什么很多人吃腌制食品几十年了，照样活得好好的？

章志量：亚硝酸盐是"人体的过客"，不在体内滞留，很快就通过泌尿系统排出了，只要维持适当的量就没有问题；其次，吃的时候应当注意，不要在亚硝酸盐含量最高的时候吃，就像刚才讲的咸菜、抱腌菜、霉干菜，在没有腌透的时候吃，就会造成急性亚硝酸盐中毒。

彤　瑶：急性亚硝酸盐中毒有什么症状？

章志量：嘴唇和指甲青紫、心律加快、气急，甚至需要送到医院抢救。还要提醒大家的是，有些人比较节约，腌肉不是当时吃掉，晒一晒或者放在冰箱里，过了一年两年再拿出来吃，这时亚硝酸盐的含量已经大大超标了。

彤　瑶：腌制食品为什么受人喜欢？

章志量：如果腌制食品一无是处的话，就不可能历经几千年保存下来。腌制食品有以下优点：一是存放的时间久；二是腌制食品都是高蛋白

高脂肪的,蛋白质是人体细胞不可缺少的,脂肪是细胞膜、激素、脂溶性维生素必需的,还含有微量元素;三是腌制食品口感好,因为腌制以后,一部分蛋白质分解了,容易消化。例如,火腿能促进伤口愈合,剖宫产的产妇开过刀以后,炖一点鲫鱼火腿汤喝喝,可以促进刀口愈合。

彤　瑶:腌制食品怎样吃更科学?

章志量:腌制食品可以与其他食物搭配着吃。比如酱肉炒大蒜,大蒜能抵消腌制食品中的亚硝酸盐;咸肉炒春笋,春笋含膳食纤维很多,可以促进胃肠道蠕动,那么亚硝酸盐在胃肠道代谢就快了;酱鸭与芸豆或者白木耳、黑木耳煲汤,可以抵消亚硝酸盐;鱼干可以和芹菜、百合、黄瓜一起炒着吃;酱肉可以和大白菜一起蒸着吃,不仅味美,而且营养丰富,酱肉蛋白质含量很高,还含有一定的脂肪、铁,而大白菜含膳食纤维很多,这个搭配恰好是高蛋白、低脂肪、低能量,吃起来比较清淡。

彤　瑶:过年时家里必吃的一道菜是鲞扣肉,吃这道菜需要注意什么?

章志量:除了鲞,还有一种青鱼干也可以这么烧。这道菜的特点是蛋白质含量高。肉一般都选择猪五花肉,烧熟后香味比较浓。吃的时候要注意控制量,因为这道菜蛋白质、脂肪的含量太高了。

彤　瑶:有高血压、心脏病、糖尿病、痛风的人,能不能吃腌制食品?需要忌口吗?

章志量:腌制食品的另一个特点是含盐量比较高,高血压跟钠离子有关,所以高血压患者要少吃腌制食品。在我国,越到北方,人们吃得越咸,相应地高血压发病率也越高。北方蔬菜相对较少,人们吃腌制食品比较多,与高血压发病率成正比。高血压患者吃腌制食品时,可以吃一点芸豆,或者与其他蔬菜搭配着吃,比如一些高钾低钠蔬菜、豆类等。

心脏病往往跟脂肪代谢有关,如动脉粥样硬化,腌制食品吃得多,脂肪摄入也会多,从这个角度讲,心脏病患者也要少吃腌制食品。

对于糖尿病患者来说,除了蔗糖,其他东西都可以吃,但是一定要控制摄入量。很多糖尿病患者肾功能也受到一定程度的影响,亚硝酸盐的排出可能存在问题,所以要少吃腌制食品。

痛风患者同样需要减少脂肪摄入量,也要少吃腌制食品。

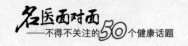

彤　瑶：腌制食品搭配维生素含量较高的食物，可以有效减少亚硝酸盐含量，这种说法有科学依据吗？

章志量：有。前面讲的肉毒素，它的克星是亚硝酸盐，而亚硝酸盐的克星是维生素C。所以，吃了腌制食品，再吃一点苹果、蓝莓、草莓等富含维生素C的水果，就能大大减少亚硝酸盐的吸收。同样道理，在烧菜的时候加一点番茄、芦笋等维生素C含量高的蔬菜，就可以有效减少亚硝酸盐的含量。

养生药膳篇

YANGSHENG YAOSHAN PIAN

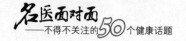
黄芪河虾

——推荐给身体虚弱者

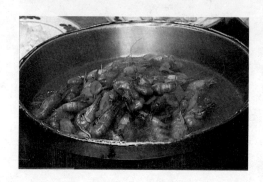

配料 河虾 300 克，黄芪 10 克、洋葱末、姜片各适量。

制作 把锅烧热，加入洋葱末、姜片，和虾一起煸炒，加黄酒、酱油少许。等虾快炒熟时，放入黄芪，再炒片刻，装盘即可。

功效 补气固表、消肿敛汗。适宜身体虚弱者食用。

淮山四喜

——推荐给肾虚脾虚者

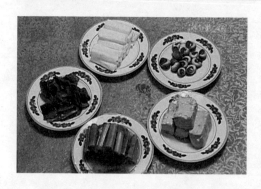

配料 香螺 100 克，霉苋菜梗 100 克，臭豆腐 150 克，淮山药 100 克，鳝段 100 克，盐、味精、黄酒、剁椒各适量。

制作 把香螺、霉苋菜梗、臭豆腐、淮山药、鳝段放进盘子里，加盐、味精、黄酒、剁椒。放进蒸锅中蒸 15 分钟即可。

功效 强肾补虚，健益脾胃，增强体力。适宜肾虚脾虚者食用。

仙草饼
——推荐给病后虚热者

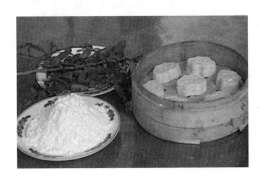

配料 新鲜铁皮石斛 40 克，面粉 250 克。

制作 将新鲜铁皮石斛剪碎，加入 500 毫升清水榨汁（不要用凉开水）。将铁皮石斛汁、渣一起和面粉混合，做成饼，放进蒸锅中蒸 15 分钟即可。

功效 益胃生津，滋阴清热。适宜病后虚热，口干烦渴者食用。

人参紫薯酒酿圆子
——推荐给病后体虚者

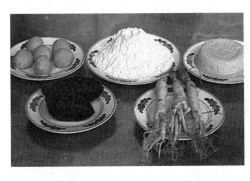

配料 人参(研粉)5 克，紫薯 50 克，糯米粉、糖、酒酿各适量。

制作 先将人参粉、紫薯和糯米粉加适量清水，做成圆子。然后把水烧开，放入圆子，煮至圆子浮起来(约 7～8 分钟)，捞出。再重新烧开水，加入糖、酒酿，将煮熟的圆子放进去，煮开即可。

功效 大补元气，补脾益肺，生津止渴。适宜病后体虚者食用。

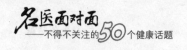
茯苓蒸饺
——推荐给失眠者

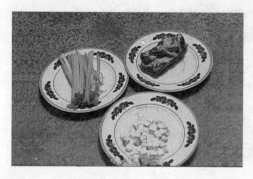

配料 茯苓 20 克,面粉 150 克,猪五花肉、本芹菜各适量。

制作 茯苓用热水泡过,用刀背敲碎,再研成粉末,然后和面粉做成蒸饺的皮。用猪五花肉和本芹菜制成馅,包成饺子。放进蒸锅中蒸 15 分钟即可。

功效 利水渗湿,健脾安神。适宜心脾两虚型失眠者食用。

米仁山药粥
——推荐给食欲不佳者

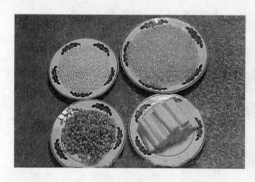

配料 米仁 15 克,山药 15 克,粳米、糯米各适量(粳米稍多一些)。

制作 米仁用清水浸泡 2 小时;山药削皮,切成跟米仁差不多大小的颗粒,备用。锅中加入适量清水,依次放入粳米、糯米和米仁。煮开后,再加入山药,文火炖 30 分钟,待粥变得浓稠黏软即可。

功效 除燥祛湿,健脾养胃。适宜食欲不佳者食用。

花草八宝粥

——推荐给更年期女性

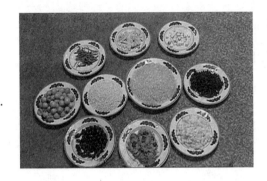

配料 西洋参 3 克,太子参 5 克,菊花 3 克,枸杞子 5 克,山药 15 克,玫瑰花 2 克,莲子 15 克,茯苓 6 克,粳米、糯米各适量(粳米稍多一些)。

制作 先用清水浸泡太子参、枸杞子、莲子。然后在锅里放入适量清水,加入糯米、粳米、太子参、莲子、茯苓,煮开后加入山药,再用文火炖 40 分钟。最后依次加入枸杞子、玫瑰花、西洋参、菊花,再煮 5 分钟即可。

功效 调和气血,生津养颜,健脾宁心。适宜更年期女性食用。

人参当归牛腩煲

——推荐给阳虚体质者

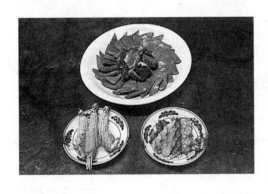

配料 牛腩750克,豆腐干 200 克,人参 5 克,当归 25 克,葱、姜、蒜各适量。

制作 先用文火炖牛腩约 1 小时,捞起,将牛腩切片。将葱、姜、蒜煸炒出香味,下牛腩再炒。然后加清水 600 毫升,下人参、当归,炖 20 分钟,加入豆腐干,再炖 10 分钟。

功效 养血润肤,补血活血,大补元气。适宜阳虚体质者食用。

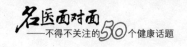

附录 "浙江名医馆"相关专家门诊时间表

所属医院	专家姓名	门诊时间	专科
浙江大学医学院附属第二医院	王建安	每周三上午	心血管内科
	楼 敏	每周四上午	神经内科
	谷 卫	每周二上午、周三全天、周四下午	内分泌科
	昂 健	每周四下午	消化内科
浙江大学医学院附属邵逸夫医院	傅国胜	每周二上午	心血管内科
浙江大学医学院附属妇产科医院	黄荷凤	每周二上午	妇产科
	贺 晶	每周二、四上午	妇产科
	金杭美	每周一上午	妇产科
浙江省中医院	傅淑艳	每周四上午	肝病科
	汤 军	每周一、四上午	养生保健
	夏永良	每周二上午	中医内科
	陈 珺	每周二下午、周六上午	中医内科
	张建玲	每周一下午	营养科
	陈雅娟	每周一至五上午	中医内分泌科
	马红珍	每周二上午、周三下午	肾内科
浙江省人民医院	于恩彦	每周二上午	精神卫生科
	杨建民	每周一下午、周三全天	消化内科
浙江省肿瘤医院	毛伟敏	每周三下午	胸部肿瘤外科
	王晓稼	每周二、三上午	肿瘤内科
	张沂平	每周一全天	肿瘤内科
	李德川	每周一全天	大肠肿瘤外科
浙江大学医学院附属儿童医院	杜立中	每周三上午	新生儿内科
	陈志敏	每周四上午	呼吸内科
	董关萍	每周五上午	小儿内分泌科